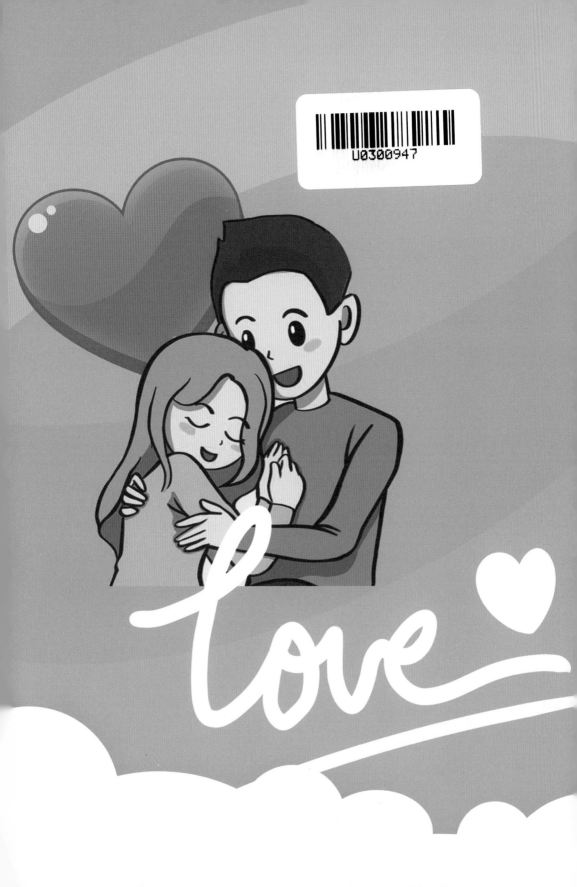

U0300947

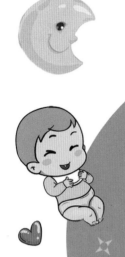

科学孕育
关爱无限

做好优生优育
远离出生缺陷

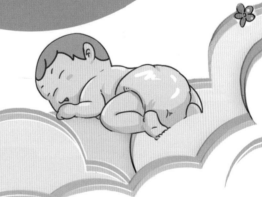

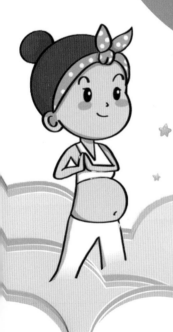

湖南省妇幼保健院　　　组织编写
（湖南省生殖医学研究院）

王　华　方俊群　荣晓萍　主　编

人民卫生出版社
·北　京·

图书在版编目（CIP）数据

科学孕育　关爱无限：做好优生优育，远离出生缺陷 / 湖南省妇幼保健院组织编写 . —北京：人民卫生出版社，2021.6

ISBN 978-7-117-31690-3

Ⅰ.①科… Ⅱ.①湖… Ⅲ.①优生优育 – 基本知识 Ⅳ.①R169.1

中国版本图书馆 CIP 数据核字（2021）第 110610 号

人卫智网	www.ipmph.com	医学教育、学术、考试、健康，购书智慧智能综合服务平台
人卫官网	www.pmph.com	人卫官方资讯发布平台

科学孕育　关爱无限——做好优生优育,远离出生缺陷
Kexue Yunyu　Guan'ai Wuxian —— Zuohao Yousheng Youyu,Yuanli Chusheng Quexian

组织编写：湖南省妇幼保健院
出版发行：人民卫生出版社（中继线 010-59780011）
地　　址：北京市朝阳区潘家园南里 19 号
邮　　编：100021
E - mail：pmph @ pmph.com
购书热线：010-59787592　010-59787584　010-65264830
印　　刷：北京顶佳世纪印刷有限公司
经　　销：新华书店
开　　本：710×1000　1/16　印张：9
字　　数：138 千字
版　　次：2021 年 6 月第 1 版
印　　次：2021 年 7 月第 1 次印刷
标准书号：ISBN 978-7-117-31690-3
定　　价：49.00 元

打击盗版举报电话：**010-59787491**　**E-mail: WQ @ pmph.com**
质量问题联系电话：**010-59787234**　**E-mail: zhiliang @ pmph.com**

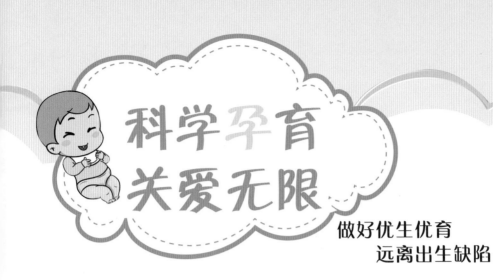

科学孕育
关爱无限

做好优生优育
远离出生缺陷

编写委员会

主　审　田本淳

主　编　王　华　方俊群　荣晓萍

副主编　吴颖岚　席　惠　梁昌标　杨文珍

编　者（以姓氏拼音为序）：

陈琼英　范　烺　方俊群　冯彬彬　高　洁　黄美华

金　野　梁昌标　刘璇子　罗　煜　穆仪冰　彭　莹

彭　颖　荣晓萍　唐雅兵　王　华　王爱华　吴　奎

吴颖岚　席　惠　向　华　谢冬华　熊黎黎　熊书晗

杨　敏　杨文珍　曾梦君　邹柯涵

美术设计　熊　洁　田　蕊

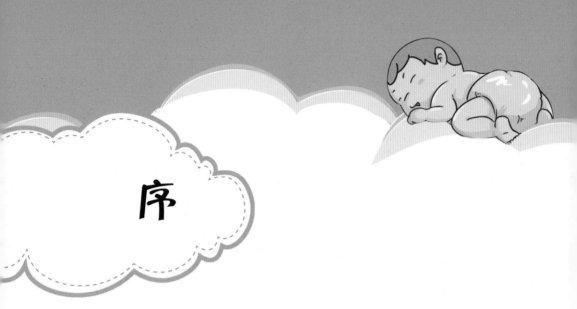

序

　　该健康科普绘本是湖南省妇幼保健院(湖南省生殖医学研究院)的妇儿专家们为想孕育健康宝宝的夫妇而编绘,知识点丰富、实用,且图文并茂,非常值得一读。

　　该绘本不仅对婚后和孕产期、新生儿期的保健提供了指导,还对婚前、孕前需要了解的健康知识和需要遵从的事项进行了详细说明。内容科学、全面,且针对性强,是一本预防出生缺陷和先天性疾患的上好读物。

　　好的东西,都需要经过时间的沉淀和打磨。该绘本也一样,经过了一段不短的时间和复杂过程才编绘完成,不仅汇集了多学科、多位专家的知识、经验和智慧,而且还按照科学的健康教育传播材料设计制作方法在目标人群中进行了预试验,吸收了目标人群对文字内容和图画的意见,经过反复修改完成,使其内容和形式更加符合育龄人群的需求和喜好,让读者喜欢看、能看懂、能理解、能学以致用,通过培养健康的行为,最终实现优生优育的目的。

　　生殖健康不仅关系到个人和家庭的幸福,也关系到民族和国家的兴旺发达。只有广泛普及、传播优生优育健康知识,让家庭避免出生缺陷所带来的不幸,才能提高整个中华民族的人口质量,促进社会发展。

　　希望这本绘本能成为我国众多家庭幸福的佳音，为民族振兴和社会发展做出贡献。

田本淳

中国健康教育中心首席专家

2021 年 3 月

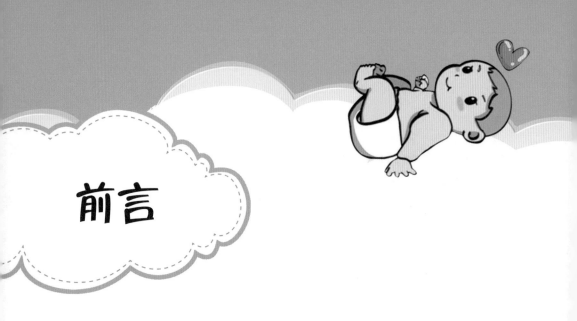

前言

　　出生缺陷不仅严重影响儿童的生命健康和生活质量,给患儿及其家庭带来沉重的负担,而且严重影响我国人口健康素质和社会经济发展。《健康中国行动(2019—2030年)》中将"健康知识普及行动"列为十五大专项行动中的第一项,在"妇幼健康促进行动"中,明确了妇幼健康是全民健康的基础,提出要有效控制严重出生缺陷,并对相关工作指标提出了具体要求。

　　出生缺陷群防群控,健康中国你我同行。每个人都是自身健康的第一责任人,每对育龄夫妇都应成为自身孕育健康宝宝的第一责任人。如何正确引导育龄人群积极主动参与学习、了解和掌握优生优育科普知识,促进健康行为的形成? 如何帮助备孕夫妻了解出生缺陷的危害,树立出生缺陷三级预防的理念? 如何让孕产妇及其家庭成员正确识别出生缺陷的风险,通过接受规范的孕产期及新生儿保健服务,促进母婴健康与安全? 湖南省妇幼保健院(湖南省生殖医学研究院)组织妇幼保健、出生缺陷防控、健康教育等相关领域的专家,以服务对象的需求为导向,编写了《科学孕育　关爱无限——做好优生优育,远离出生缺陷》科普绘本。本书适合所有育龄人群、孕产妇及其家庭成员阅读,同时也可为基层医务人员在进行出生缺陷防控工作时提供参考。

本书以一对夫妻为主人公，以婚前、备孕、孕产期及宝宝出生后的一个较长阶段内发生的故事为主线，巧妙融入出生缺陷三级防控措施，对大众进行出生缺陷防治等健康知识的普及。全书以绘本形式呈现，通过呆萌可爱的人物形象、幽默风趣的对白、清新柔和的绘画色彩，尽可能地融知识性、故事性、趣味性于一体，用更容易被"90"后、"00"后这一主龄生育大军所接受的方式，生动讲述优生优育健康科普知识，助力出生缺陷群防群控。

本书由湖南省科技创新计划［湖南省出生缺陷协同防治科技重大专项(项目编号：2019SK1010)子项目——湖南省出生缺陷防控质量保障体系研究(项目编号：2019SK1011)］、中国疾病预防控制中心妇幼保健中心母婴营养与健康研究项目(项目编号：2020FYH030)资助。

出生缺陷病种多，病因复杂，随着对出生缺陷防控认识的不断深化、防治技术的不断更新、防控措施的不断完善，本书可能还存在许多未能涵盖的内容，疏漏和不足之处敬请不吝赐教指正为盼！

王　华

湖南省妇幼保健院

(湖南省生殖医学研究院)

2021 年 3 月

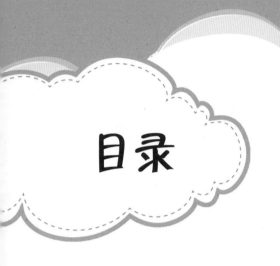
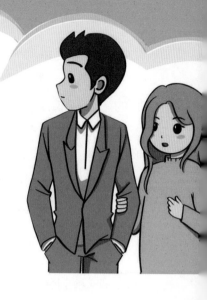

目录

第一章
让爱不留缺憾

第一节
天使也会受伤
——出生缺陷概述

幸福的家庭是这样的——

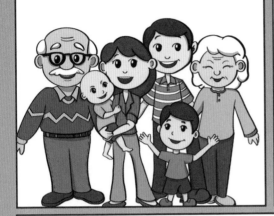

但现实有时候却是——

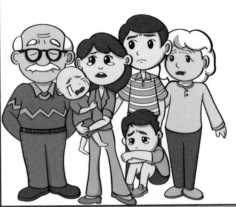

如果一切
可以重来……

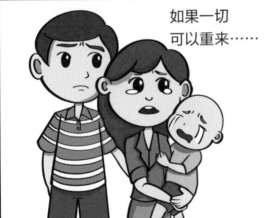

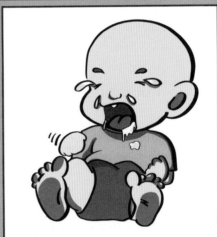

出生缺陷是儿童致死、致残的重要原因之一。

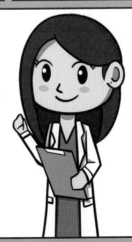

你知道吗——原来小天使也会受伤

出生缺陷，又称"先天性异常"，就是民间常说的"怪胎"。

部分出生缺陷在宝宝出生前就能被发现，但还有一部分出生缺陷要等出生后过一段时间甚至数年后才能够被发现。

严重的出生缺陷，可能引起胎儿和婴儿死亡，或者导致儿童长期患病或终身残疾。

常见的出生缺陷包括:

1. 结构畸形

   如先天性心脏病、无脑儿、唇腭裂等。

2. 功能障碍

   如听力障碍(聋)、视力异常（盲）和智力障碍。

3. 代谢异常

   如苯丙酮尿症、先天性甲状腺功能减低症（呆小症）等。

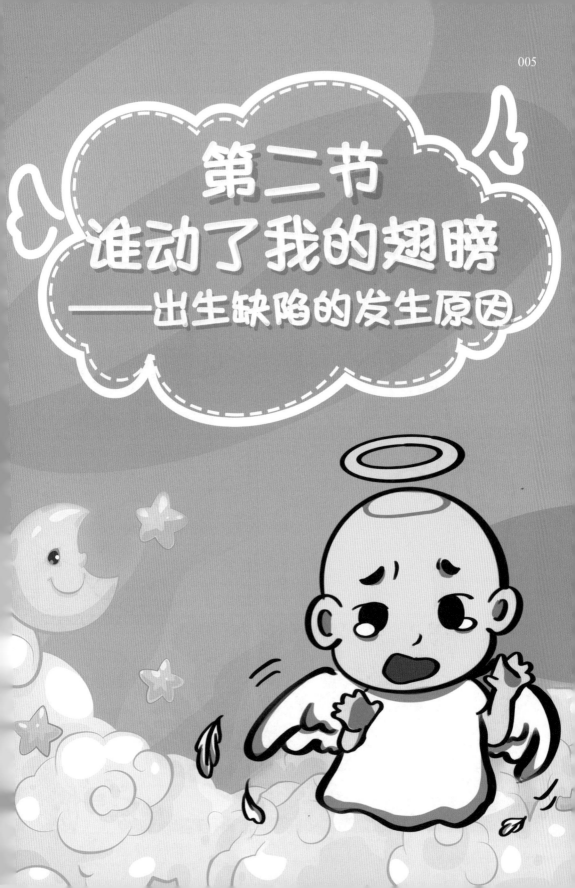

第二节
谁动了我的翅膀
——出生缺陷的发生原因

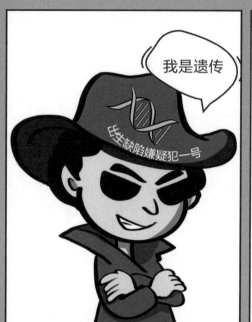

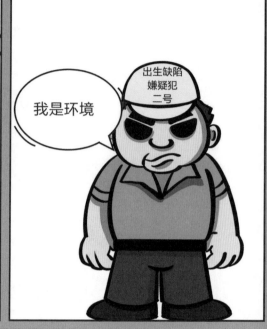

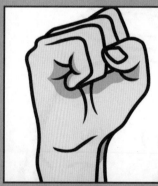

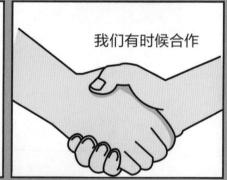

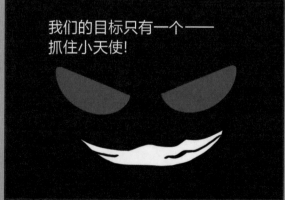

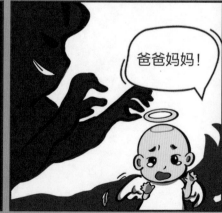

李医生科普时间

出生缺陷是遗传和环境二者中的单一因素或者两种因素共同作用的结果。

影响因素

遗传因素
- 染色体病
- 基因组病
- 单基因病
- 线粒体病等

环境因素

化学性致畸因子
- 农药、食品添加剂和防腐剂等

物理性致畸因子
- 放射线、高温、噪声等

生物性致畸因子
- 病毒、寄生虫感染

其他致畸因子
- 孕期叶酸缺乏
- 母亲生育年龄≥35岁
- 吸烟、酗酒等

第三节
筑牢"三道防线"
预约健康小天使

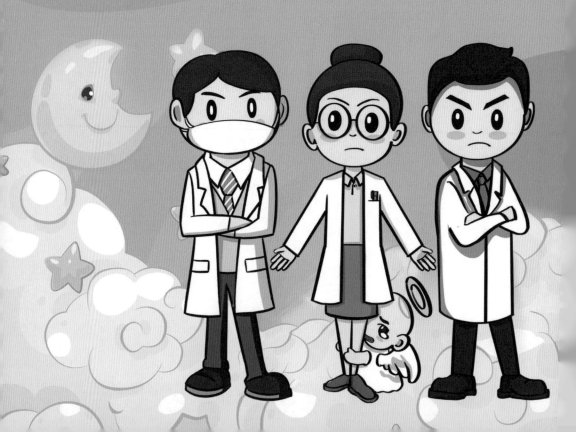

筑牢三道防线，预约健康天使

世界卫生组织(WHO)提出了出生缺陷"三级预防"策略。

一级预防是孕前及孕早期综合干预，防止出生缺陷的发生。

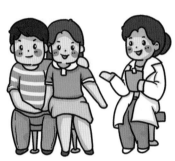

通过选择最佳生育年龄、婚检、孕前健康检查、叶酸增补、避免接触放射性和有毒有害物质、戒烟、戒酒、科普教育等减少出生缺陷的发生。

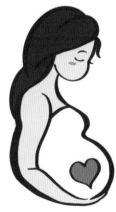

二级预防是孕期预防，减少出生缺陷儿的出生。

在孕期通过超声检查、产前筛查和产前诊断识别胎儿的先天缺陷，早发现、早干预，减少出生缺陷儿的出生。

三级预防是出生后的预防，降低致死率和致残率。

就是对新生儿进行疾病筛查，早发现、早诊断、早干预、早治疗。

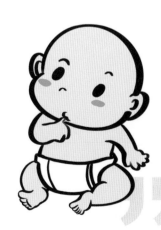

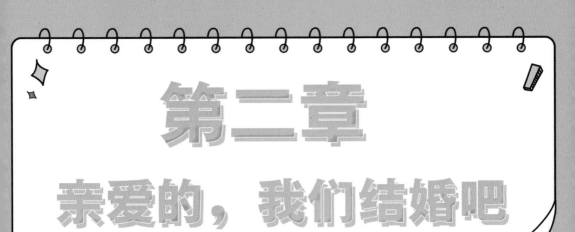

第二章

亲爱的，我们结婚吧

第一节
婚前医学检查
——走进婚姻的正确步骤

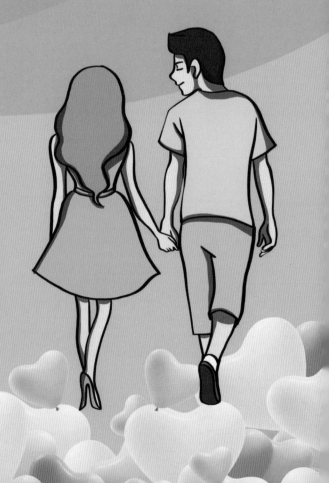

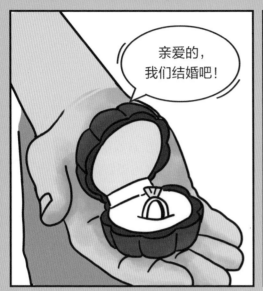

亲爱的，
我们结婚吧！

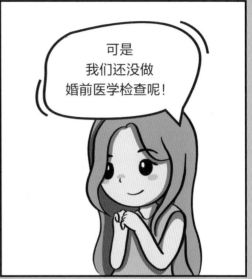

可是
我们还没做
婚前医学检查呢！

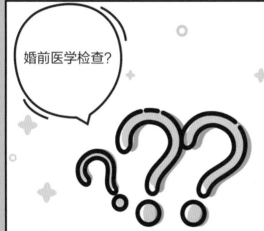

婚前医学检查？

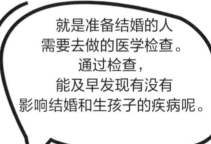

就是准备结婚的人
需要去做的医学检查。
通过检查，
能及早发现有没有
影响结婚和生孩子的疾病呢。

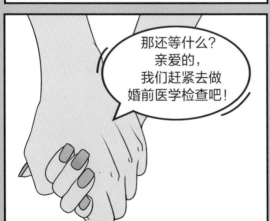

那还等什么？
亲爱的，
我们赶紧去做
婚前医学检查吧！

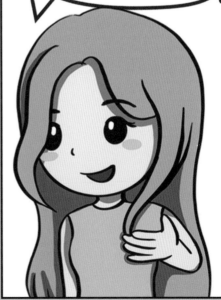

李医生科普时间

> 婚前医学检查也称"婚检"，是指准备结婚的男女双方需要进行的一次全面系统的健康检查。目前部分地区有免费的婚前医学检查服务，各地政策或有不同，详情咨询当地的婚检服务机构。

接受婚前医学检查前需要注意的事项：

1. 尽量与婚期拉开时间距离，一般在结婚前3个月。

2. 女性要避开月经期，月经干净三天后再婚检。

3. 婚检前一天禁烟、酒、茶、咖啡，限高脂、高蛋白饮食，避免剧烈运动，以免影响检查结果。

4. 婚检当天早晨不能进食，必须空腹检查。

5. 女性在婚检前的24个小时内，要避免性交、阴道灌洗和局部上药等。

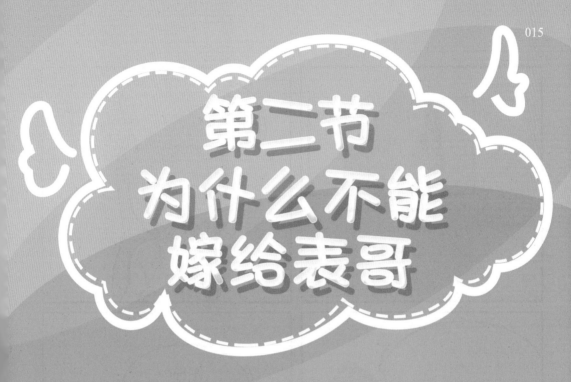

第二节
为什么不能
嫁给表哥

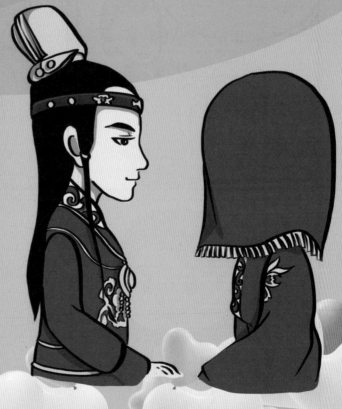

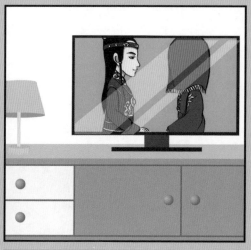

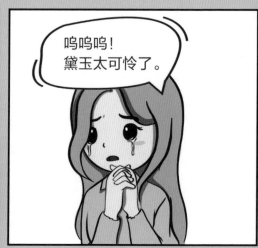

呜呜呜！
黛玉太可怜了。

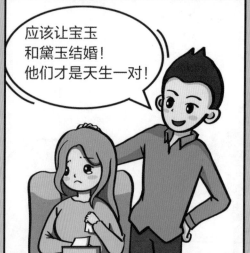

应该让宝玉和黛玉结婚！他们才是天生一对！

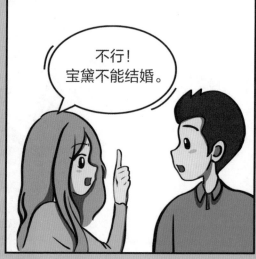

不行！
宝黛不能结婚。

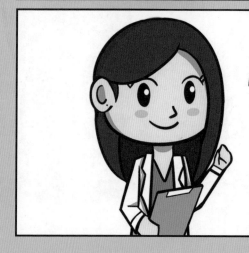

近亲不能结婚！

李医生科普时间

近亲是指三代或三代以内,具有共同血缘关系的人。

如果他们之间通婚,就称为"近亲婚配"或"近亲结婚"。

近亲结婚行为是被我国法律禁止的。

近亲婚配的危害:

近亲婚配导致后代发生出生缺陷的风险增高。

近亲婚配的男女有可能从共同祖先那里继承同一遗传病的隐性致病基因,虽然他们自己可能不会发病,但他们的孩子却会因为两个相同隐性致病基因的结合,而成为遗传病患者。

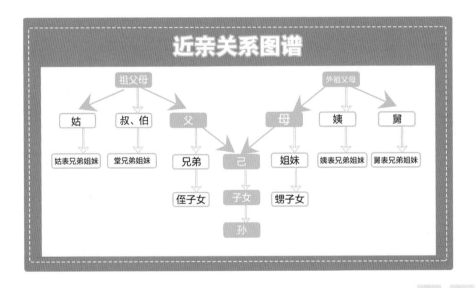

近亲关系图谱

祖父母 → 姑 | 叔、伯 | 父

外祖父母 → 母 | 姨 | 舅

姑 → 姑表兄弟姐妹

叔、伯 → 堂兄弟姐妹

父 → 兄弟 | 己

母 → 姐妹 | 姨表兄弟姐妹 | 舅表兄弟姐妹

兄弟 → 侄子女

己 → 子女

姐妹 → 甥子女

子女 → 孙

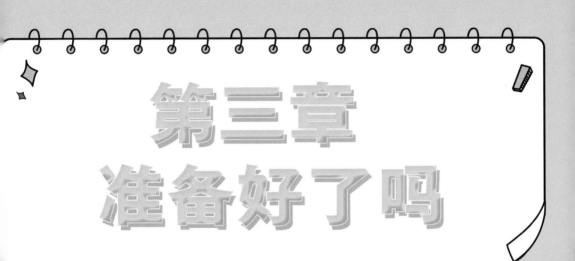

第三章
准备好了吗

第一节
抓住"生"
的最佳时机

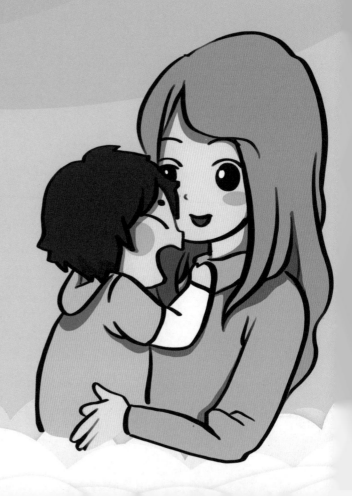

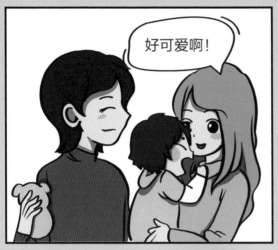

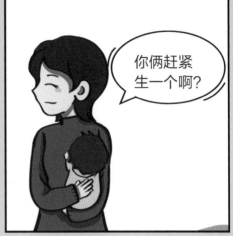

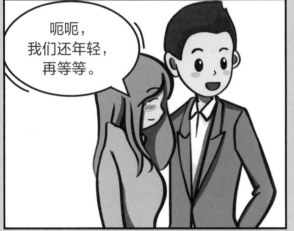

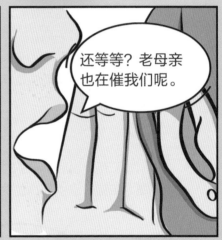

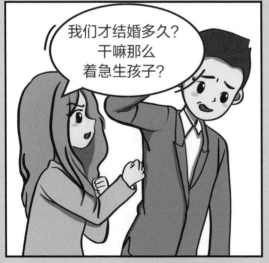

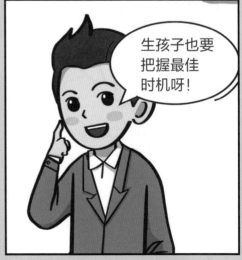

李医生科普时间

从优生优育角度，选择最佳的生育年龄是科学的，可以提高生育的质量。

女性最佳生育年龄:25~30岁，一般不要超过30岁，尤其不要超过35岁。

35岁以上的女性生育胎儿畸形、智力低下、死胎的发生率增高，生出先天愚型宝宝的风险更高。

过早生育，不仅影响母体的发育和健康，还可导致胎儿发育不良，使难产率升高。因此，女性生育年龄不宜低于20岁。

男性最佳生育年龄:25~35岁。

男性在35岁以后，精子的死亡率和畸形率会渐渐升高，受孕率降低导致生育能力下降，出生缺陷发生率明显增加。

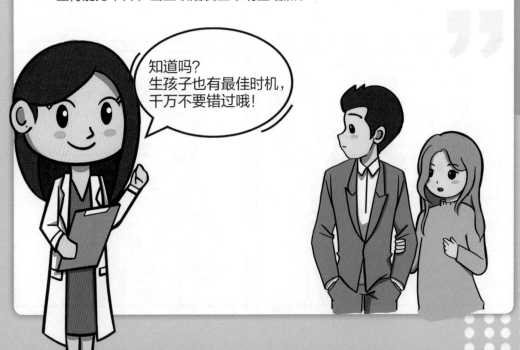

知道吗？
生孩子也有最佳时机，
千万不要错过哦！

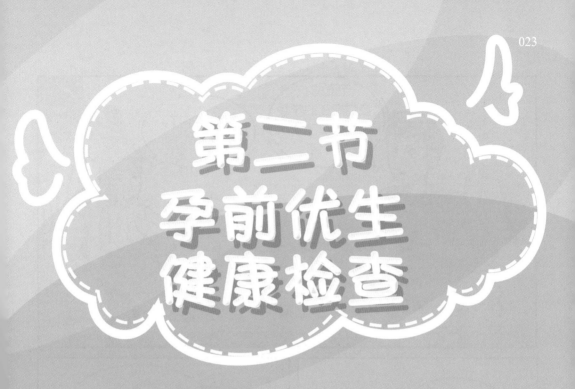

第二节
孕前优生
健康检查

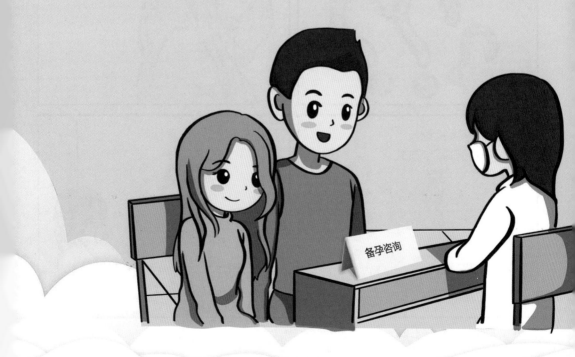

备孕咨询

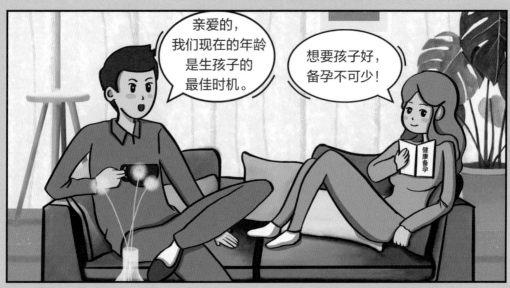

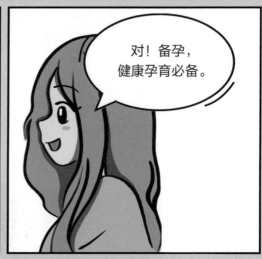

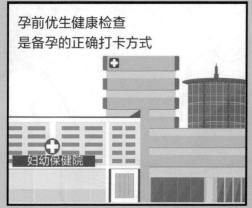

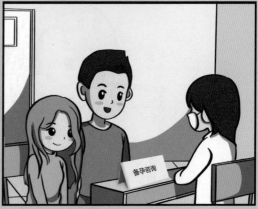

李医生科普时间

孕前优生健康检查，是准备怀孕的夫妇到医疗保健机构接受的一系列优生保健服务。

国家目前对符合法定生育条件且计划怀孕的夫妇，提供免费的孕前优生健康检查服务。

各地政策或有不同，详情咨询当地的服务机构。

孕前优生健康检查时间：

计划怀孕前3~6个月。

孕前优生健康检查注意事项：

注意事项同婚检。

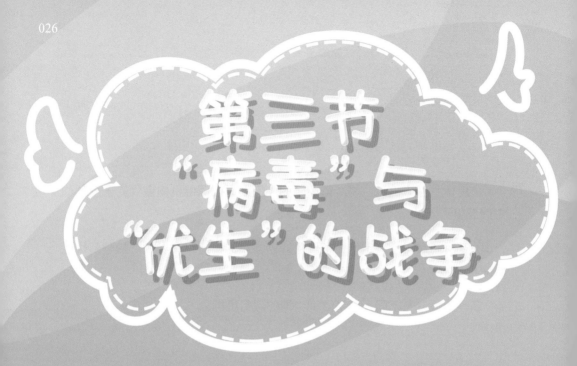

第三节
"病毒"与
"优生"的战争

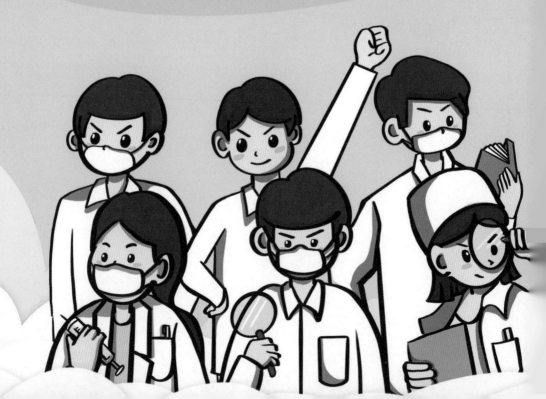

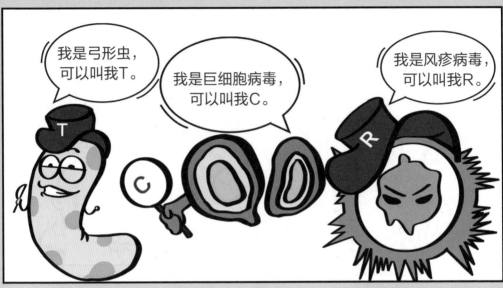

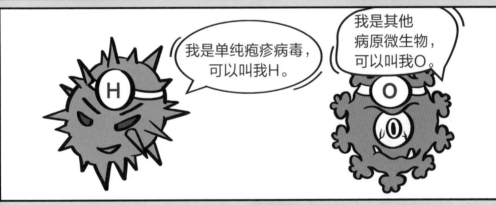

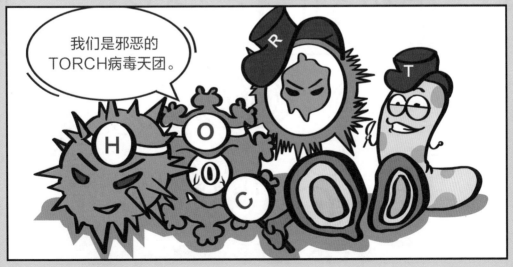

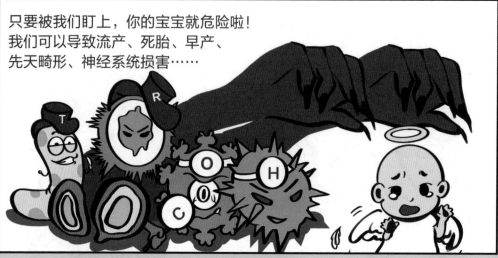

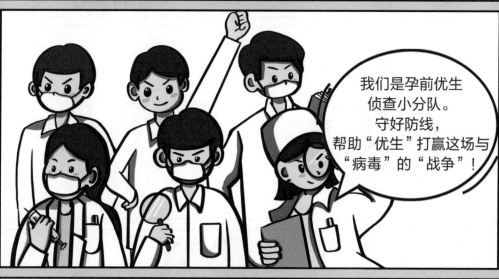

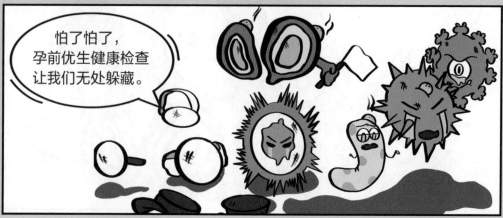

李医生科普时间

1. 孕前进行TORCH病毒检测，明确感染状态，避免在急性感染期怀孕。

2. 大多数人在感染TORCH病毒后无明显不适。

3. TORCH病毒可通过胎盘、产道、母乳或产后密切接触感染胎儿或新生儿，导致流产、死胎和/或出生缺陷。

知识链接:

庞大的"病毒兵团"一直是优生优育的天敌！

如果孕前感染乙肝病毒：可以通过胎盘感染胎儿。

如果孕前感染艾滋病病毒：可以通过胎盘感染胎儿；通过分娩接触产道的分泌物和血液感染新生儿；通过母乳喂养感染新生儿。

第四节 小小叶酸 作用大

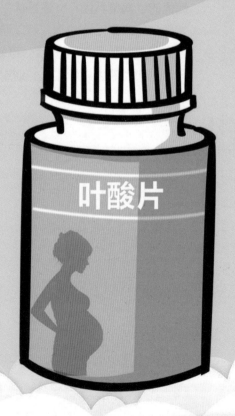

叶酸片

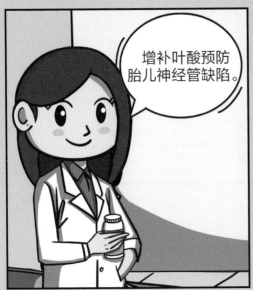

增补叶酸预防胎儿神经管缺陷。

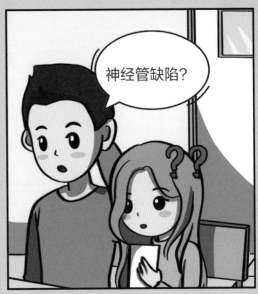

神经管缺陷？

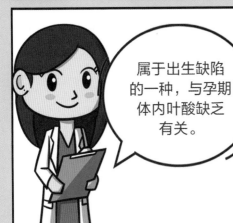

属于出生缺陷的一种，与孕期体内叶酸缺乏有关。

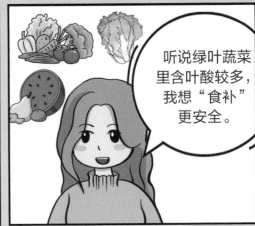

听说绿叶蔬菜里含叶酸较多，我想"食补"更安全。

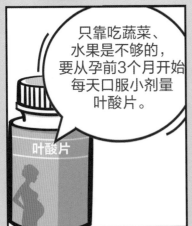

只靠吃蔬菜、水果是不够的，要从孕前3个月开始每天口服小剂量叶酸片。

叶酸片

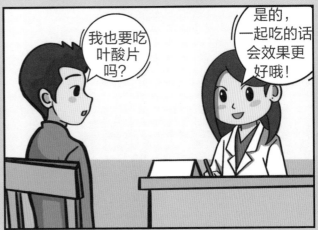

我也要吃叶酸片吗？

是的，一起吃的话会效果更好哦！

李医生科普时间

1. 神经管缺陷是我国常见的严重出生缺陷，不仅影响宝宝健康，还能造成死亡或终身残疾。

2. 孕前3个月至怀孕后3个月，每天补充小剂量叶酸可以有效预防胎儿神经管缺陷的发生。

3. 生育神经管缺陷儿的高危人群：既往生育过神经管缺陷婴儿的妇女、患有癫痫正在服用抗癫痫药的妇女等，需在医师的指导下，调整服用剂量。

4. **目前国家有免费的叶酸发放政策**，计划怀孕妇女均可以在孕前3个月至孕早期3个月内，到相应服务机构免费领取叶酸片。各地政策可能不同，详情请咨询当地的服务机构。

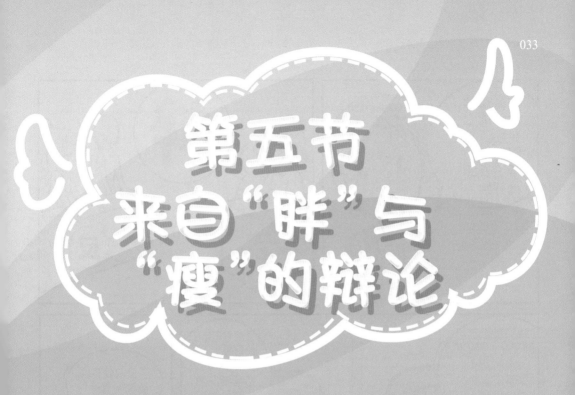

第五节
来自"胖"与"瘦"的辩论

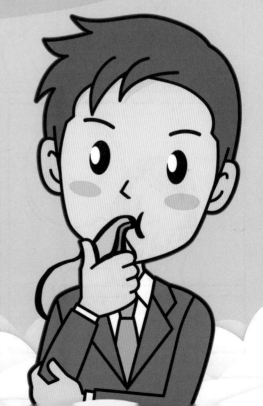

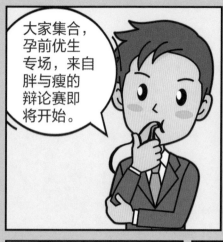

大家集合，孕前优生专场，来自胖与瘦的辩论赛即将开始。

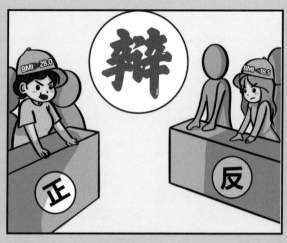

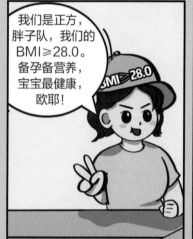

我们是正方，胖子队，我们的BMI≥28.0。备孕备营养，宝宝最健康，欧耶！

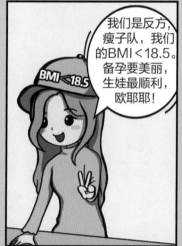

我们是反方，瘦子队，我们的BMI＜18.5。备孕要美丽，生娃最顺利，欧耶耶！

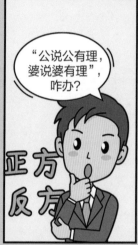

"公说公有理，婆说婆有理"，咋办？

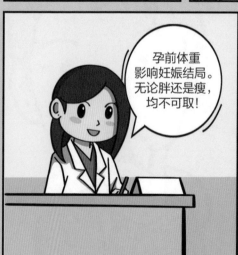

孕前体重影响妊娠结局。无论胖还是瘦，均不可取！

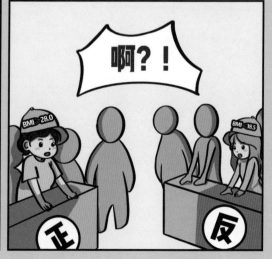

李医生科普时间

有些人在备孕期会逐渐增加体重，有些人在备孕期则一如既往地瘦着，对于女性来说，到底哪种体型更容易备孕呢？

国际上通常采用体重指数来评判体重正常与否

体重指数BMI=体重（kg）/身高（m）^{2}。

孕前过胖或过瘦，都是发生不良妊娠结局的高危人群。

备孕妇女可以通过平衡膳食和适量运动来将BMI调整到18.5~24.9。

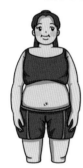

怀孕前女性肥胖：

容易导致不孕、受孕失败和非计划妊娠；

更可能分娩巨大儿、大于胎龄儿、出生缺陷儿；

剖宫产或难产、产后感染和血栓的发生率高。

建议： 改变不良饮食习惯，减慢进食速度，避免过量进食；减少高能量、高脂肪、高糖食物的摄入，多选择低糖、富含膳食纤维、营养素密度高的食物；增加运动，推荐每天30～90分钟中等强度的运动，如快走、游泳、打球、跳舞、各种家务劳动等。

怀孕前女性消瘦：

免疫系统功能降低，易患感染和其他疾病；

发生自发性流产、早产的风险增加。

建议： 适当增加食物量；规律运动；每天可有1～2次的加餐，如每天增加牛奶200ml或粮谷/畜肉类50g或蛋类/鱼类75g。

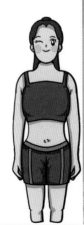

第六节
吃了避孕药，怎么办

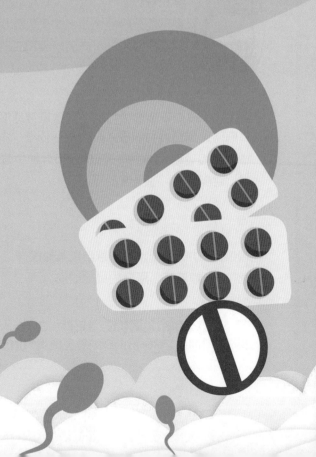

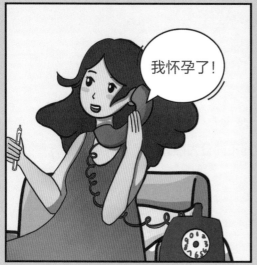

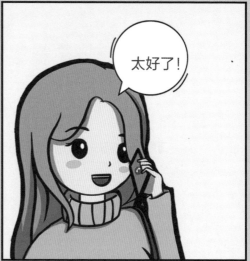

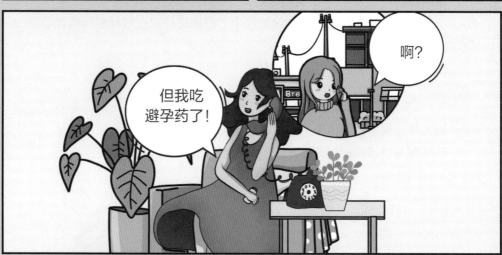

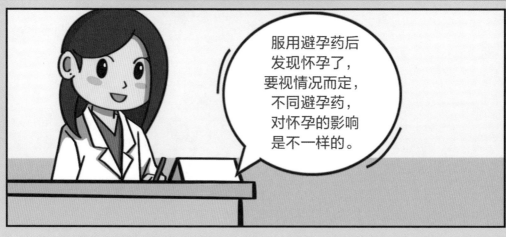

李医生科普时间

　　口服避孕药根据药物作用的时间不同分为两大类：**短效口服避孕药、长效口服避孕药**。

短效口服避孕药

　　服用后很快在人体内代谢掉，副作用少。

　　一般来说，停药后立即怀孕风险很小，但来过一次正常月经后再怀孕，才更安全。

长效口服避孕药

　　因为含激素多，副作用大，市场上少见。

　　如果服用过该类避孕药，建议停用6个月后再怀孕。

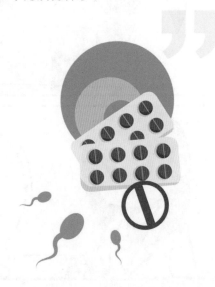

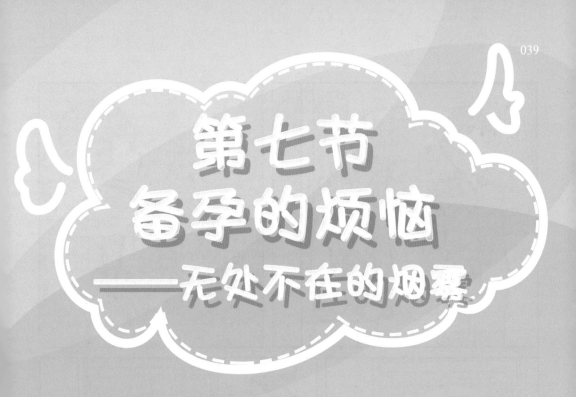

第七节
备孕的烦恼
——无处不在的烟雾

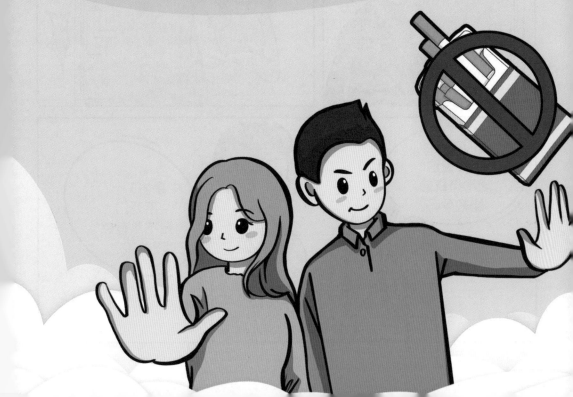

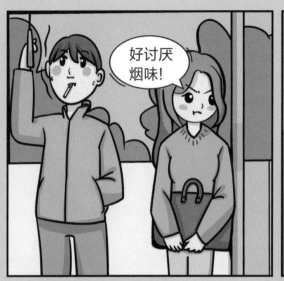

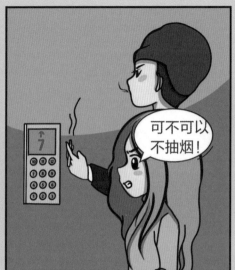

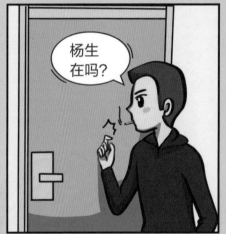

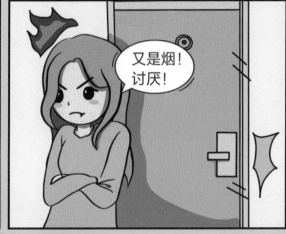

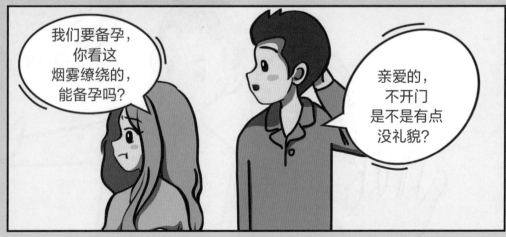

李医生科普时间

"

1. 吸烟影响男性的生育力，使精子的数量和质量下降。

2. 吸二手烟会影响女性的卵子质量，增加流产和出生缺陷的风险。

3. 孕期吸烟和被动吸烟会增加异位妊娠、胎膜早破、胎盘早剥、前置胎盘、死胎、早产、低出生体重、先天性异常等风险。

4. 孕期吸烟女性的婴儿猝死风险增加。孕妇减少吸烟或戒烟可使胎儿出生体重增加。

5. 建议准备怀孕的夫妇尽量不吸烟，同时避免受到被动吸烟的危害。

"

第八节
备孕不是
一个人的事哦

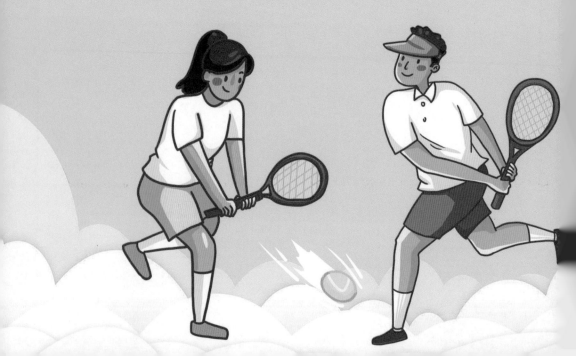

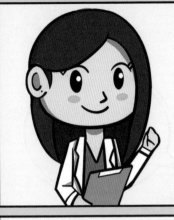

备孕不是
一个人的事，
夫妻要共同参与哦！

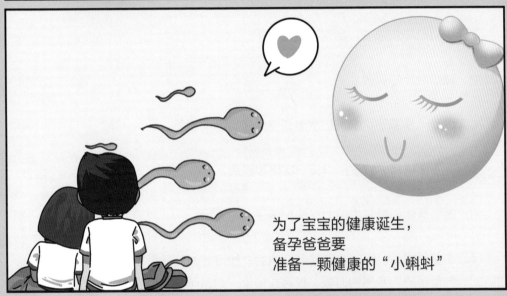

为了宝宝的健康诞生，
备孕爸爸要
准备一颗健康的"小蝌蚪"

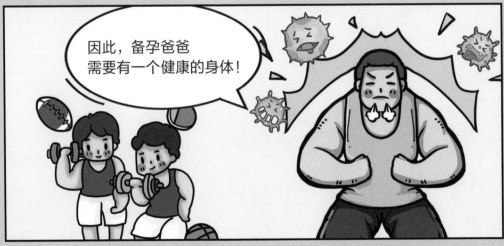

因此，备孕爸爸
需要有一个健康的身体！

李医生科普时间

> 备孕爸爸的
> 健康生活，
> 从今天开始！

1. 决定备孕开始，首先要戒烟酒，远离各种不良嗜好。

2. 少喝咖啡和浓茶，尽量不要喝可乐。

3. 减少熬夜的次数。

4. 少穿紧身裤子，少洗热水浴或泡温泉、蒸桑拿等。

5. 性生活适度，建议2~3天一次比较理想。

6. 锻炼身体，提高免疫力，确保精子活力十足。

7. 不要留胡须。胡须里容易藏污纳垢，如果藏的是病原微生物，备孕爸爸与备孕妈妈亲热的时候，很容易传染，对备孕不利，严重的可能影响胎儿的健康。

第四章
试管婴儿圆了我的母亲梦

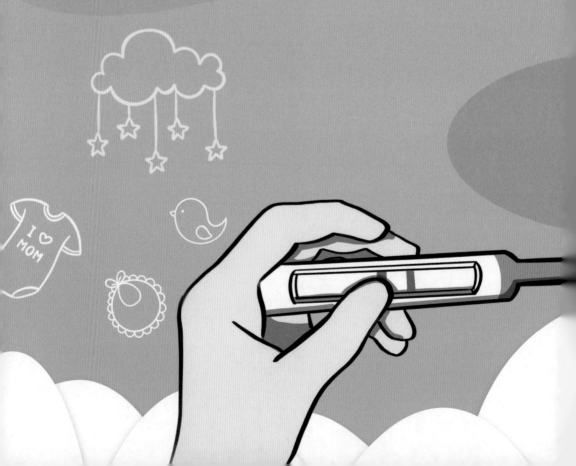

第一节
试管婴儿
——不孕不育家庭的希望

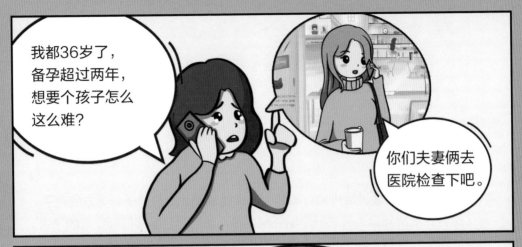

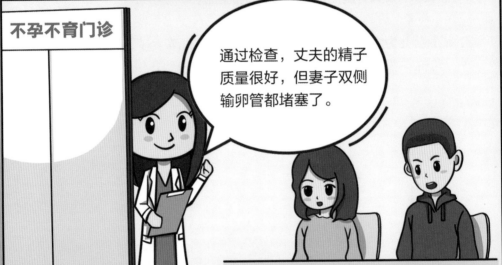

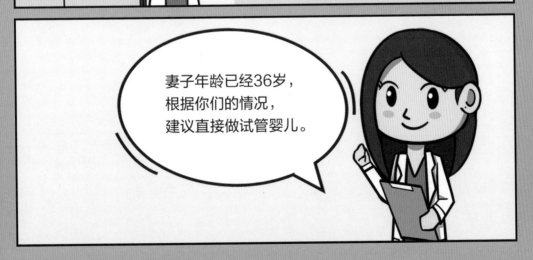

李医生科普时间

1. 试管婴儿是指通过促排卵，取卵，在实验室里让女方卵子与男方的精子结合，形成胚胎，并进行早期胚胎培养，最后将胚胎移植到女方的子宫内着床、发育，诞生出一个健康的新生命。

2. 试管婴儿为众多不孕不育家庭成功实现了生儿育女梦，但试管婴儿不是万能的，没有任何一项技术能彻底"包治不孕"。

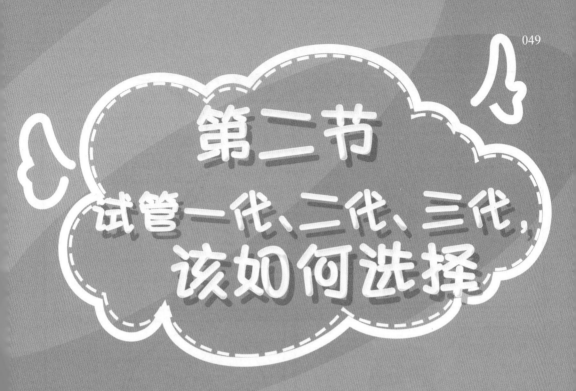

第二节
试管一代、二代、三代，该如何选择

老公，我在网上搜索了，试管婴儿有一代、二代和三代哦！

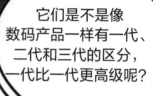

它们是不是像数码产品一样有一代、二代和三代的区分，一代比一代更高级呢？

Q 试管婴儿

试管婴儿 - 百科

试管婴儿是体外受精－胚胎移植技术的俗称，是指采用人工方法让卵细胞和精子在体外受精，并进行早期胚胎发育，然后移植到母体子宫内发育而诞生的婴儿。最初由英国产科医生帕特里克·斯...

技术起源　技术原理　技术发展　适用人群

干脆我们直接做最高级的第三代，好不好？

试管婴儿一代、二代和三代，没有谁更高级之分，只有适合自己的才是最好的。

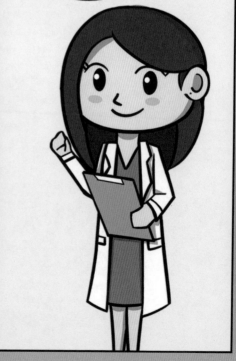

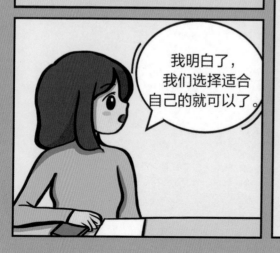

我明白了，我们选择适合自己的就可以了。

李医生科普时间

1. 试管一代、二代和三代各针对不同的适应证，可简单概括为"一女、二男、三遗传"。

   试管一代主要适用于由女方因素导致的孕育问题。
   试管二代主要针对由男方因素导致的孕育问题。
   试管三代主要解决由遗传因素导致的孕育问题。

2. 试管婴儿代数之间没有高低之分，试管一代主要是精子卵子自由结合，优胜劣汰；试管二代主要是选择优质精子注射到卵子体内；试管三代主要是对胚胎进行穿刺，行基因筛选。选择几代完全根据自身病情需要。

第三节
穿越时光遇见你
——精子卵子相遇记

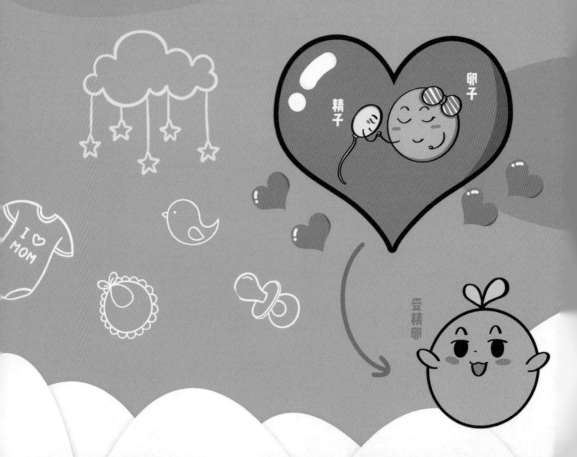

精子的自述

> 我没有名字，只是男人国精子家族亿万成员之一。
>
> 因通往女人国道路堵塞（输卵管堵塞），我和兄弟们即使历经艰险，跋山涉水后，也无法一睹卵子芳容。所幸，试管婴儿可以帮助我们打通险阻，成功相逢。
>
> 那好，今天我就带大家看看试管婴儿的简单流程吧。

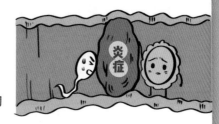

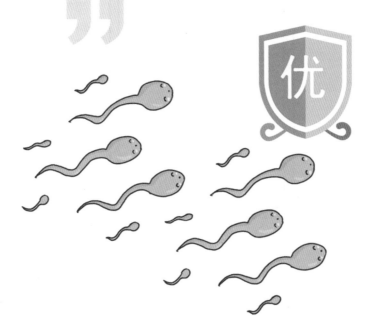

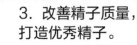

1. 完善术前检查，诊治基础疾病。

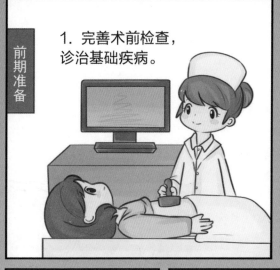

2. 促进卵泡发育，获取优质卵子。

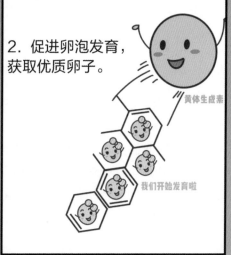

3. 改善精子质量，打造优秀精子。

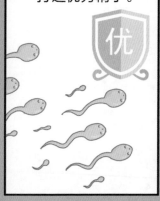

4. 助力精卵结合，体外培养胚胎。

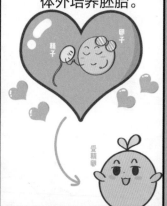

5. 调理宫腔环境，等待胚胎移植。

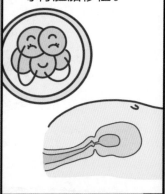

6. 给予黄体支持，确保胚胎着床。

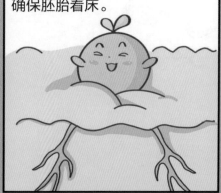

7. 保持愉悦心情，等待宝宝到来。

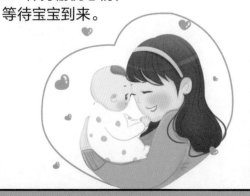

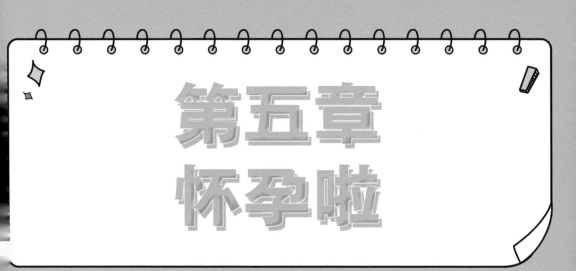

第五章
怀孕啦

第一节
亲爱的，
我怀孕啦

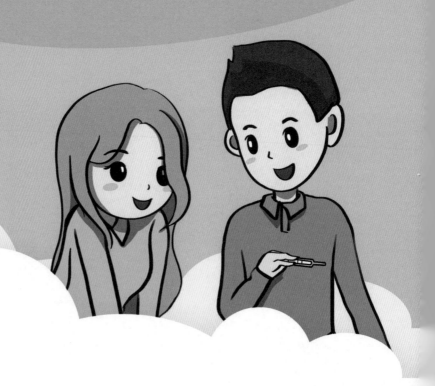

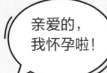

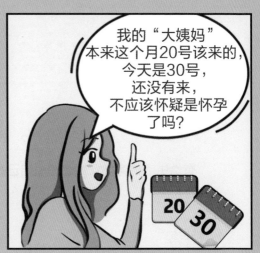

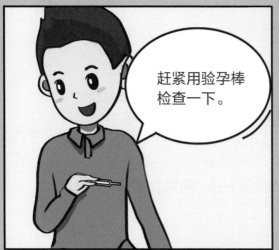

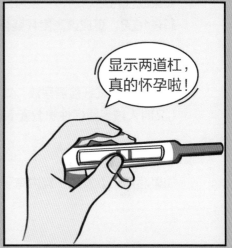

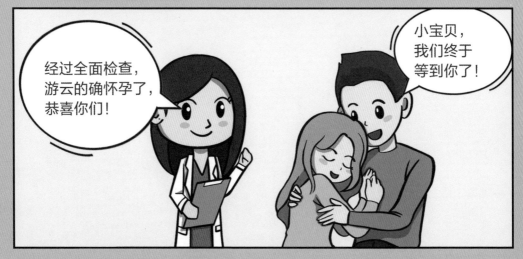

李医生科普时间

"

　　有性生活的育龄女性想知道自己是不是怀孕了，可以通过以下几个方面来判断：

1. 看月经

　　如果既往月经规则，一旦月经推迟，就有可能是怀孕了，如果月经推迟超过10天，更应该高度怀疑怀孕。

2. 看妊娠试验

　　通过用早孕试纸检测尿液，如果怀孕，结果呈阳性；或者抽血查HCG（又叫人绒毛膜促性腺激素），如果怀孕，该值会明显升高。

3. 看超声检查

　　如果超声检查发现子宫内有孕囊或者胚芽，可以确定是宫内妊娠。

"

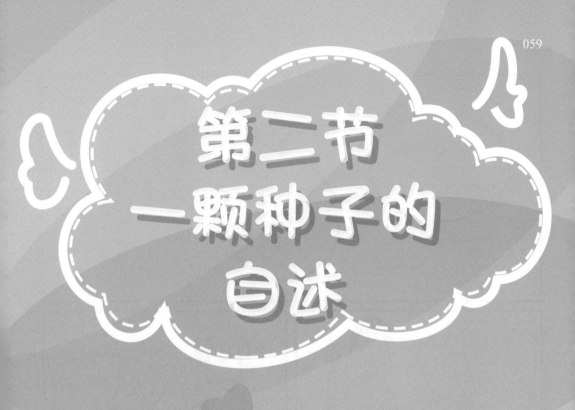

第二节
一颗种子的
自述

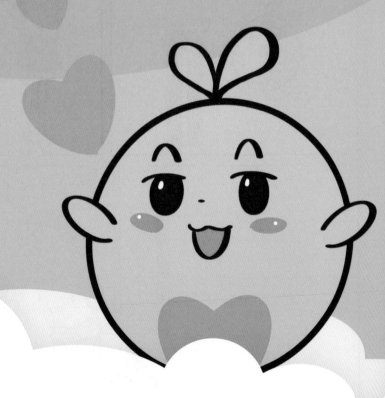

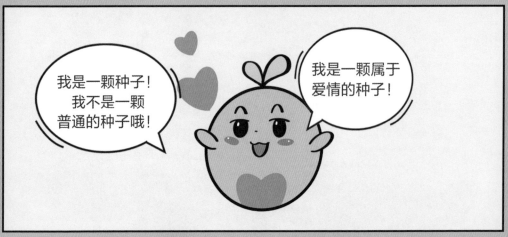

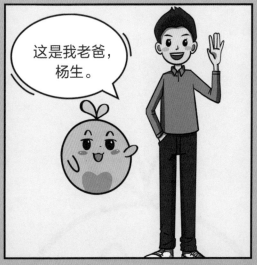

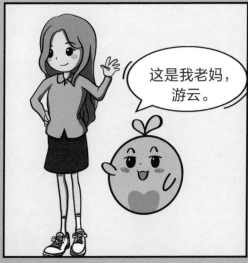

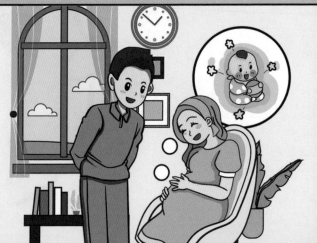

一颗种子的自述

接下来，我会有一段大约280天的不平凡旅程。可爱的读者，想不想了解？那就跟我一起来，感受我的完美蜕变吧！

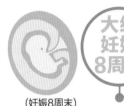

大约妊娠8周末

我已经初具人形了，大大的脑袋，占了整个身体的一半左右，这个时候能看得清我的眼睛、耳朵、嘴巴、手指和脚趾了，心脏已经形成。

(妊娠8周末)

大家都叫我胚胎，这段时期，是器官分化、形成的时期。在预防出生缺陷里，这可是一段非常重要、关键的时期哦！

妊娠10周以内

妊娠11周起

大家就可以叫我为胎儿了，我由此开始迈入生长和成熟的时期。

(妊娠11周以内)

我的身长约9cm，太高兴了，我的四肢终于能够活动了。

妊娠12周末

妊娠16周末

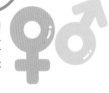

我的身长有16cm了，体重约110g，也就是2个鸡蛋那么重了。这时候已经可以确认我是个男宝宝还是女宝宝了。

妊娠20周末

我的身长约25cm，体重约320g，大约是两个普通苹果那么重了，我的皮肤是暗红色的，出现胎脂，全身覆盖一层毳毛，还有少许的头发。我会吞咽，能排尿了。而且，我开始变得活跃，妈妈已经开始感受到我的胎动了。

一颗种子的自述

妊娠 24周末
我的身长约30cm，体重约630g，脏器已经发育，有眉毛和睫毛了，细小支气管和肺泡已经发育。

妊娠 28周末
我的身长约35cm，体重达1 000g左右，我的皮下脂肪不多，皮肤粉红，表面覆盖胎脂，眼睛半睁开，有呼吸运动。如果这时候出生，有可能存活，但是我的肺还没有发育好，不能很好的呼吸。所以，我要继续在妈妈的子宫里待着。

妊娠 32周末
我的身长40cm，体重1 700g了，皮肤深红，身上有很多皱褶，看起来像个"小老头"，真丑！

妊娠 36周末
我的身长已经达到45cm，体重2 500g，皮下脂肪增多，身体看起来圆润多了，脸上的"皱纹"没有了，我的手指和脚趾的指甲也长出来了。是不是好看多了？如果这时候生下来，我可以生存。但是不行，我还不想和妈妈分开。

妊娠 40周末
我的身长50cm，体重3 400g左右，作为胎儿，我已经发育成熟了，妈妈说，现在我是一个很漂亮的宝宝了，可以出来和大家见面了！

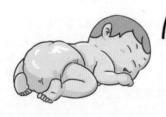

准备好了吗？爸爸妈妈！你们可爱的小天使就要降临了！

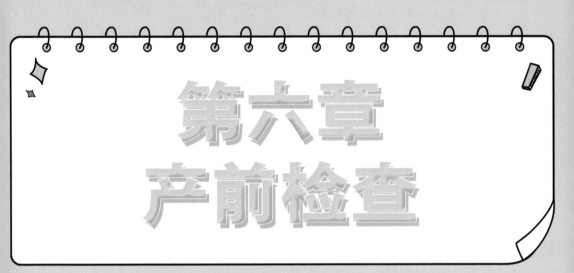

第六章
产前检查

第一节
如何计算
预产期

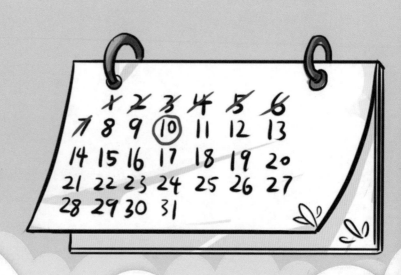

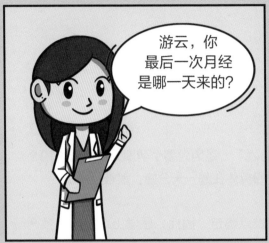

游云，你最后一次月经是哪一天来的？

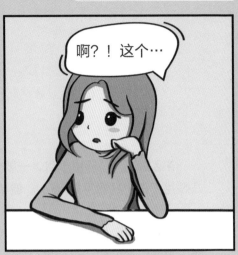

啊？！这个…

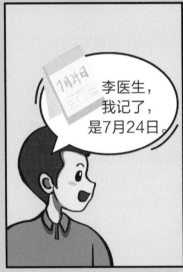

李医生，我记了，是7月24日。

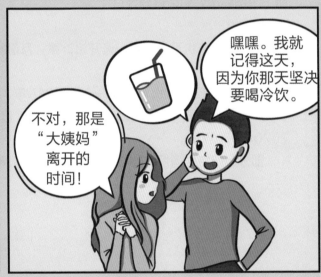

不对，那是"大姨妈"离开的时间！

嘿嘿。我就记得这天，因为你那天坚决要喝冷饮。

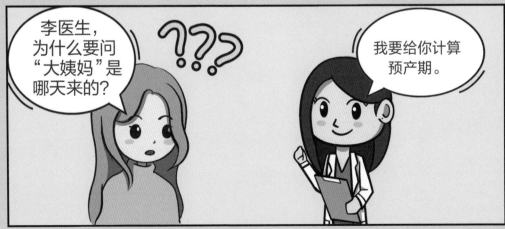

李医生，为什么要问"大姨妈"是哪天来的？

我要给你计算预产期。

李医生科普时间

俗话常说，"怀胎十月，一朝分娩"，是因为整个孕期为280天，10个妊娠月（每个妊娠月28天）。但孕妇具体在哪一天分娩，很难预料。

由于每位孕妇受孕的真正时间难以确定，因此，医学上统一用"预产期"来推算孕妇的大概分娩日期。

预产期从末次月经的第一天开始计算，月份减3或加9，日数加7。

例如，游云的末次月经第一天是2019年7月20日，预产期的月份为7-3=4，即4月，日数为20+7=27，即27日，所以，游云的预产期为2020年4月27日。

部分孕妇特殊情况需要结合孕早期的超声检查来协助推算预产期。

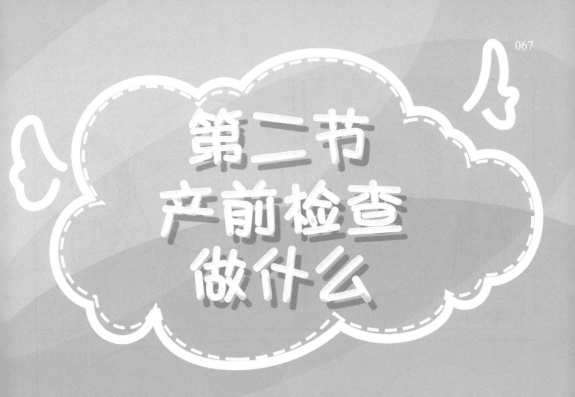

第二节
产前检查
做什么

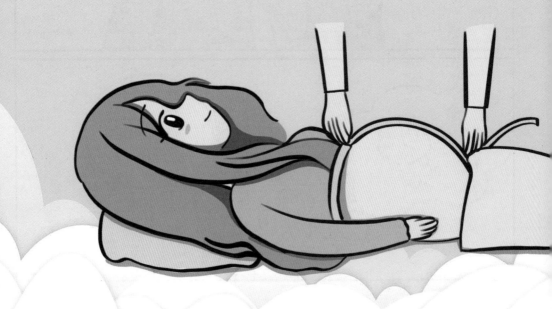

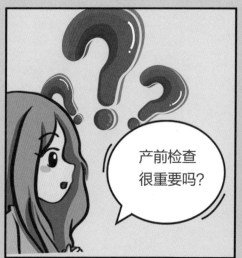

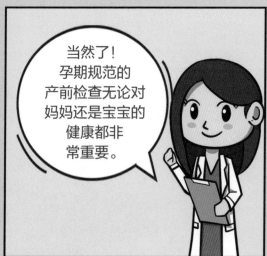

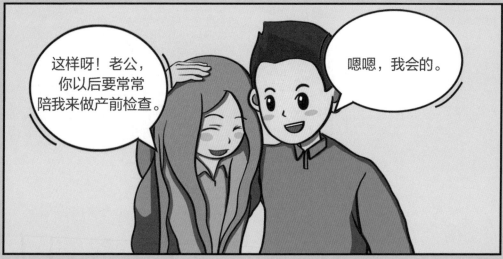

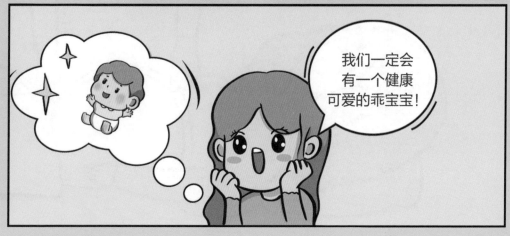

李医生科普时间

孕妈妈在孕期接受规范的产前检查，可以早期预防、早期发现和治疗妊娠期并发症以及合并症，及时发现胎儿异常，对母亲和胎儿的健康进行有效监护和评估，确定分娩方式和分娩时间，保障孕妇和宝宝的安全。

产前检查的次数:

整个孕期一般做7~11次产前检查；

6~13^{+6}周建册并进行首次产前检查，14~19^{+6}周、20~24周、25~28周、29~32周、33~36周期间分别检查一次，37~41周期间每周1次。

有高危因素的孕妈妈，在孕期要酌情增加产检次数。

产前检查内容:

检查次数	常规保健内容	必查项目	备查项目
第1次检查（6~13^{+6}周）	1.建立孕期保健手册 2.确定孕周、推算预产期 3.评估孕期高危因素 4.血压、体重与体重指数 5.妇科检查 6.胎心率（妊娠12周左右）	1.血常规 2.尿常规 3.血型（ABO和RH） 4.空腹血糖 5.肝功能和肾功能 6.乙型肝炎表面抗原 7.梅毒血清抗体筛查和HIV筛查 8.地中海贫血筛查（广东、广西、海南、湖南、湖北、四川、重庆等地） 9.早孕期超声检查（确定宫内妊娠和孕周）	1. HCV筛查 2.抗D滴度（Rh阴性者） 3.75g OGTT（高危妇女） 4.甲状腺功能筛查 5.血清铁蛋白（血红蛋白＜110g/L 者） 6.宫颈细胞学检查（孕前12月未检查者） 7.宫颈分泌物检测淋球菌和沙眼衣原体 8.细菌性阴道病的检测 9.早孕期非整倍体母体血清学筛查（10~13^{+6}周） 10.妊娠11~13^{+6}周超声检查测量胎儿颈项透明层厚度 11.妊娠10~13^{+6}周绒毛活检 12.心电图

李医生科普时间

检查次数	常规保健内容	必查项目	备查项目
第2次检查（14~19^{+6}周）	1. 分析首次产前检查的结果 2. 血压、体重 3. 宫底高度 4. 胎心率	无	1. 无创产前检测（NIPT）（12~22^{+6}周） 2. 中孕期非整倍体母体血清学筛查（15~20周） 3. 羊膜腔穿刺检查胎儿染色体（16~22周）
第3次检查（20~24周）	1. 血压、体重 2. 宫底高度 3. 胎心率	1. 胎儿系统超声筛查（20~24周） 2. 血常规 3. 尿常规	阴道超声测量宫颈长度（早产高危）
第4次检查（25~28周）	1. 血压、体重 2. 宫底高度 3. 胎心率	1. 75g OGTT 2. 血常规 3. 尿常规	1. 抗D滴度复查（RH阴性者） 2. 宫颈阴道分泌物胎儿纤维连接蛋白（IFN）检测（宫颈长度为20~30mm者）
第5次检查（29~32周）	1. 血压、体重 2. 宫底高度 3. 胎心率 4. 胎位	1. 产科超声检查 2. 血常规 3. 尿常规	无
第6次检查（33~36周）	1. 血压、体重 2. 宫底高度 3. 胎心率 4. 胎位	尿常规	1. B族链球菌（GBS）筛查（35~37周） 2. 肝功、血清胆汁酸检测（32~34周，怀疑妊娠肝内胆汁淤积症的孕妇） 3. NST检查（34孕周以后）
第7~11次检查（37~41周）	1. 血压、体重 2. 宫底高度 3. 胎心率 4. 胎位	1. 产科超声检查 2. NST检查（每周1次）	宫颈检查（Bishop评分）

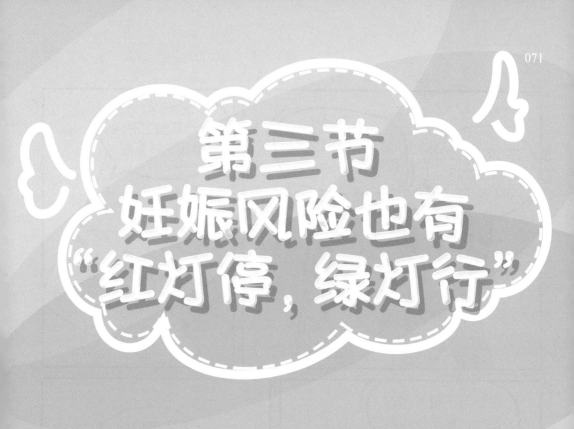

第三节
妊娠风险也有
"红灯停，绿灯行"

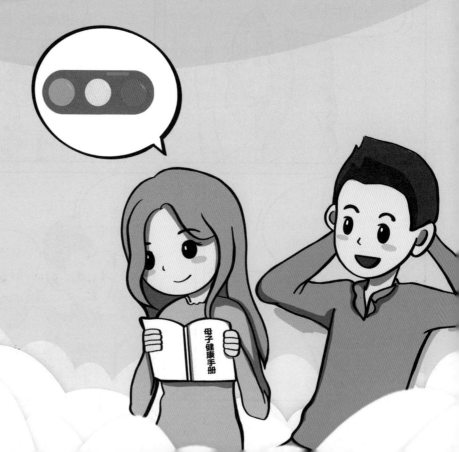

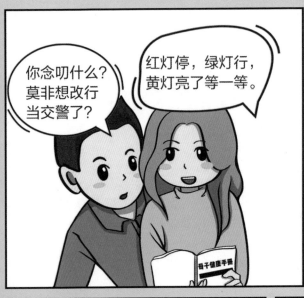

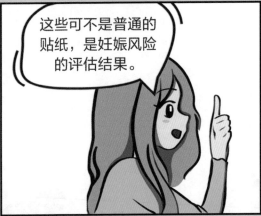

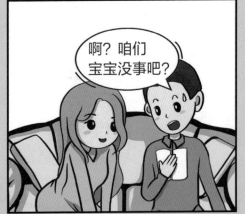

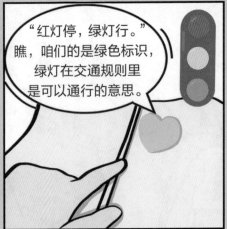

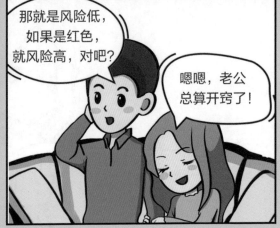

李医生科普时间

1. 怀孕是存在各种风险的。每个人的情况不同，存在的风险也不同。根据风险严重程度不同，以绿色、黄色、橙色、红色、紫色5种颜色来标识。

2. 第一次产前检查时，产科医生会给孕妇做妊娠风险的筛查。

3. 怀孕至产后42天期间，医生还会动态评估孕妇妊娠风险状况。

4. 医生会根据评估的结果，在《母子健康手册》或产检本上贴上不同颜色的心形标识，并在该标志上标记高危因素和评估时间。

绿色	低风险	接受常规孕产期保健服务和住院分娩。
黄色	一般风险	在二级以上医疗机构接受孕产期保健和住院分娩。如有异常，应当尽快转诊到三级医疗机构。
橙色	较高风险	在县级及以上危重孕产妇救治中心接受孕产期保健服务，有条件的原则上应当在三级医疗机构住院分娩。
红色	高风险	尽快到三级医疗机构接受评估以明确是否适宜继续妊娠。如适宜继续妊娠，建议在县级及以上危重孕产妇救治中心接受孕产期保健服务，尽量在三级医疗机构住院分娩。
紫色	传染病	按照传染病防治相关要求进行管理。

第四节
你读懂唐氏筛查报告单了吗

唐氏筛查检测报告单

姓名：游云　　　年龄：25岁

孕周：16⁺⁶周

检查项目	结果
21-三体综合征	低风险
18-三体综合征	低风险
开放性神经管缺陷	低风险

报告日期

xx年xx月xx日

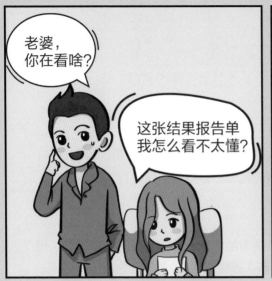

老婆，你在看啥？

这张结果报告单我怎么看不太懂？

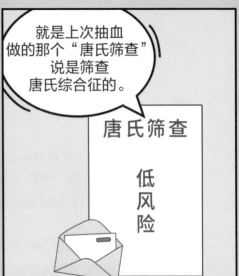

就是上次抽血做的那个"唐氏筛查"说是筛查唐氏综合征的。

唐氏筛查

低
风
险

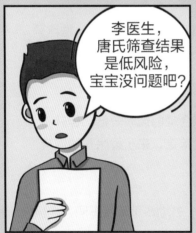

李医生，唐氏筛查结果是低风险，宝宝没问题吧？

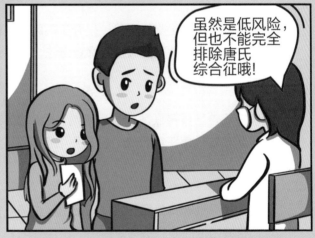

虽然是低风险，但也不能完全排除唐氏综合征哦！

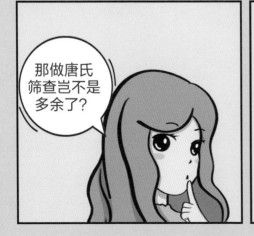

那做唐氏筛查岂不是多余了？

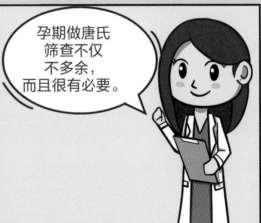

孕期做唐氏筛查不仅不多余，而且很有必要。

李医生科普时间

" "

1. 唐氏综合征又称21-三体综合征、先天愚型，是目前最常见的染色体疾病。唐氏综合征患儿，又称"唐氏儿"，以发育迟缓、智力低下为特征，伴有多器官发育障碍或畸形。

2. 如果唐氏筛查结果提示高风险，是指胎儿患唐氏综合征的概率增加，但由于筛查容易受到其他因素的影响，最终约有5%的胎儿为唐氏综合征。

3. 唐氏筛查结果是临界风险，是介于高风险和低风险的一种状态，推荐孕妈妈通过另一种更高级别的筛查方法：孕妇外周血胎儿游离DNA产前检查（NIPT）。

4. 唐氏筛查结果是低风险，表明胎儿患唐氏综合征的风险较低，但并不能完全排除唐氏综合征，还需要结合其他的检查，来了解胎儿的健康状况。

5. 目前部分地区有免费的孕产妇产前筛查服务，各地政策可能不同，详情请咨询当地的服务机构。

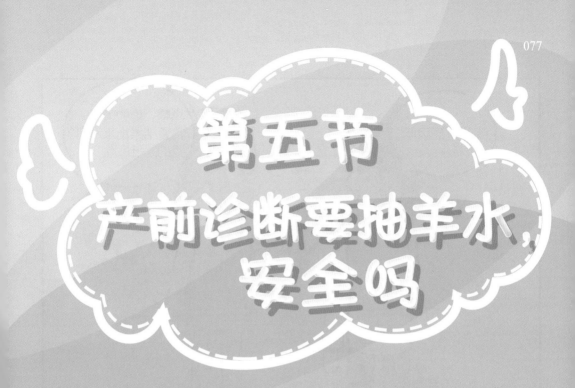

第五节
产前诊断要抽羊水，安全吗

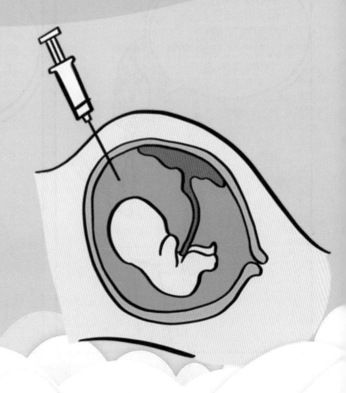

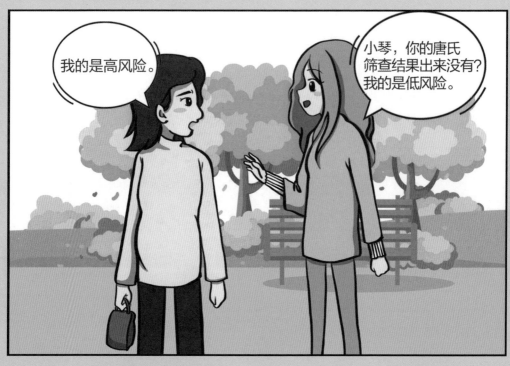

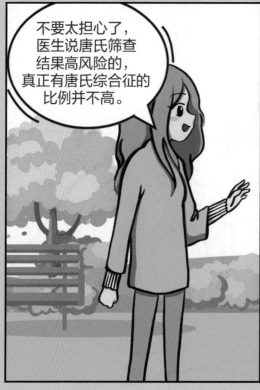

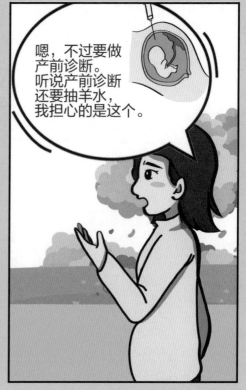

李医生科普时间

产前诊断又称宫内诊断或出生前诊断，指对疑有出生缺陷的胎儿在出生前应用各种检测手段，全面评估胎儿在宫内的发育状态，对先天性和遗传性疾病做出诊断，为胎儿宫内治疗及选择性流产提供依据。

以下人群建议接受产前诊断检查：

羊水过多或过少；

产前筛查发现唐氏高危人群、超声胎儿发育异常或可疑结构畸形；

孕早期接触过可能导致出生缺陷的物质；

夫妇一方患有先天性疾病或遗传性疾病，或有遗传病家族史；

曾经分娩过先天性严重缺陷儿；

孕妇年龄达到或超过35岁。

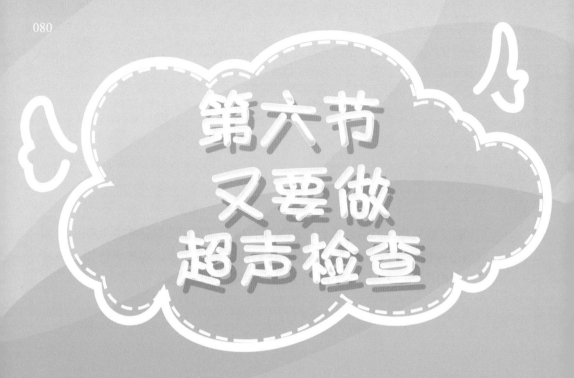

第六节
又要做
超声检查

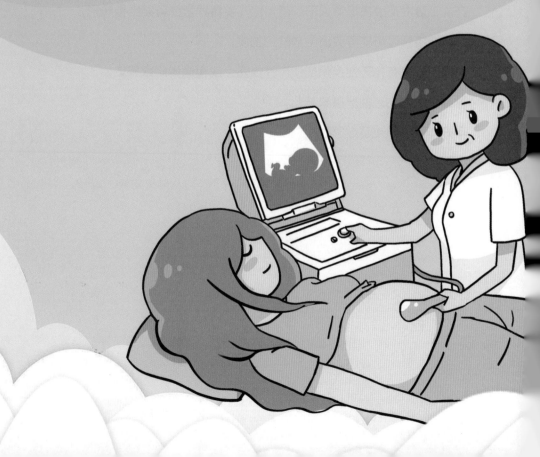

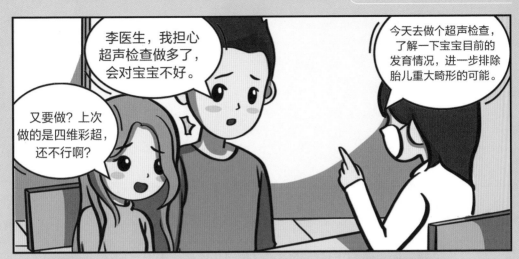

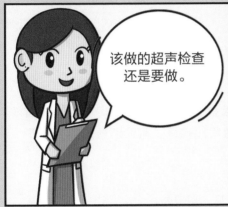

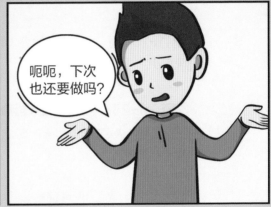

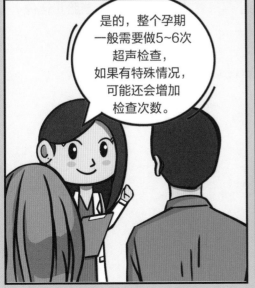

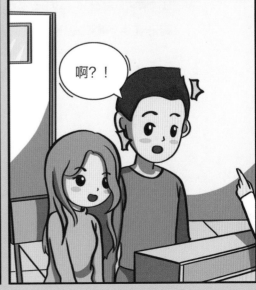

李医生科普时间

> 孕妇在怀孕期间一般会有5~6次超声检查。经过超声检查，可排除胎儿的大多数严重结构畸形。

第一次：建卡时，以确定是否活胎，以及胎儿在宫腔中生长情况。

第二次：孕11~13^{+6}周，胎儿NT检查、NB检查，排除严重结构畸形，如：无脑儿、开放性脊柱裂。

第三次：怀孕20~24周，孕期四维超声检查的黄金时间，此时胎儿局部结构及运动状态比较清晰，成像效果比较好，可诊断该阶段胎儿严重结构畸形。

第四次：怀孕30~32周，监测胎儿发育情况，测量胎儿大小，进一步排除重大畸形的可能，是对中孕期超声筛查的补充，因为有些胎儿结构畸形在中孕期未表现出来。

第五次：怀孕36~38周，监测胎儿发育情况，测量胎儿大小等。

第六次：分娩前。

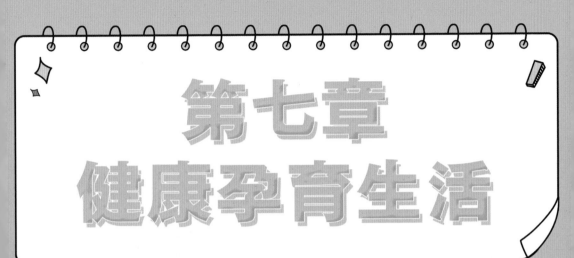

第七章
健康孕育生活

第一节 孕吐是怎么回事

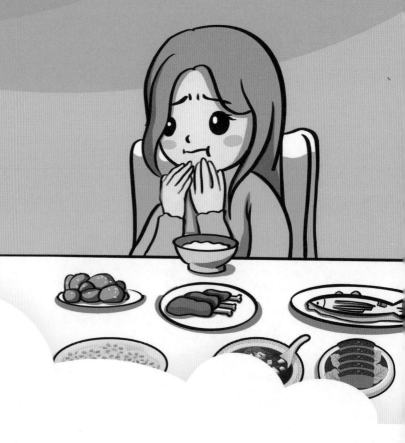

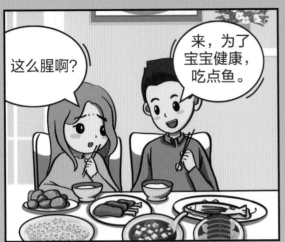

这么腥啊？

来，为了宝宝健康，吃点鱼。

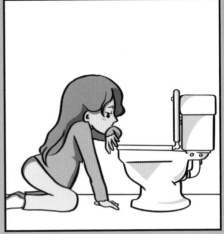

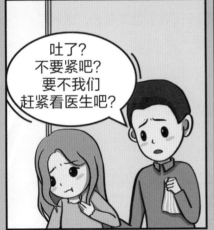

吐了？
不要紧吧？
要不我们
赶紧看医生吧？

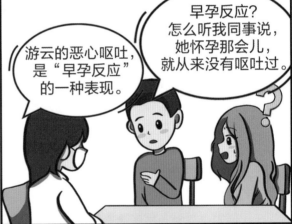

游云的恶心呕吐，是"早孕反应"的一种表现。

早孕反应？
怎么听我同事说，
她怀孕那会儿，
就从来没有呕吐过。

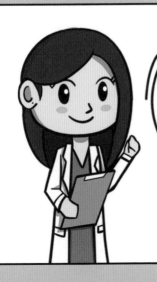

每个人的早孕
反应程度
是不一样的。

李医生科普时间

"

1. 大部分孕妇在妊娠早期可出现不同程度的早孕反应，每个人的情况都会稍有不同，常发生在清晨空腹的时候，部分孕妇全天均可发生。

2. 早孕反应与孕妇体内人绒毛膜促性腺激素（HCG）增多有关，精神紧张、焦虑、恐惧等，也可以引起恶心呕吐等不适。

3. 孕吐症状出现在停经6周以后，一般停经10~12周后症状多自然消失，如果孕妇出现体重大幅下降、完全不能进食、明显感觉虚弱或乏力等情况，需及时就医。

4. 如果孕妇孕吐症状较轻，不需要住院，也不需要服用药物，但是要注意放松心情，可以通过散步、听轻音乐、聊天等来分散注意力，舒缓心理压力。此外，尽量选择清淡饮食，少吃油腻、有腥味的食物，不挑食，要少量多餐。

"

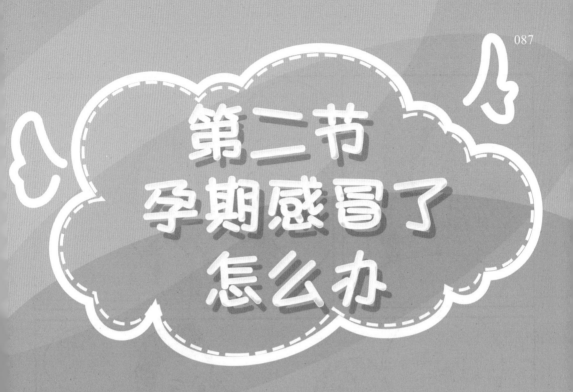

第二节
孕期感冒了
怎么办

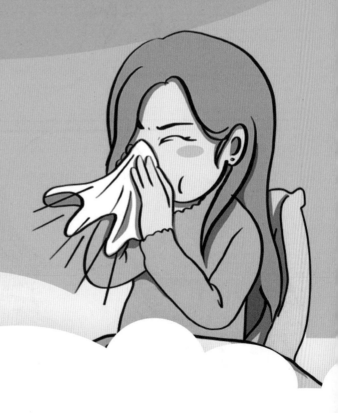

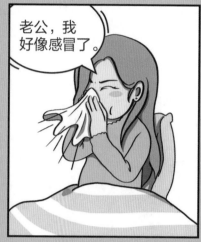

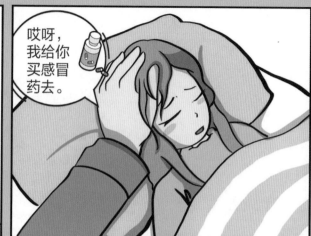

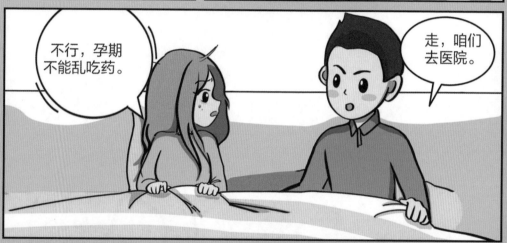

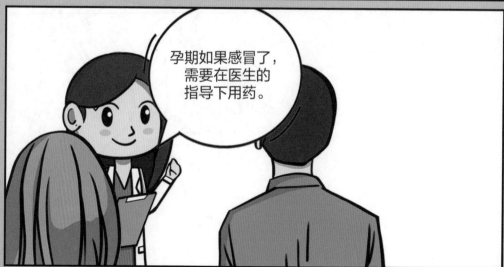

李医生科普时间

"

孕妈妈在孕期出现感冒的情况，有时候会难以避免。如果感冒症状较轻，一般不需要用药，或者选用副作用较少、能治疗感冒的中成药；如果伴有发热、咳嗽等，建议孕妈妈到医院门诊接受规范的诊治。孕妈妈还可以用物理方法，如温水擦浴、冷敷等方法降低体表温度，改善症状。

无论是备孕期，还是妊娠期，服用任何药物，都要考虑可能对胎儿生长发育造成的影响。因此，建议谨慎用药，如果必须用药，请一定要咨询医生，并在医生的指导下进行，以确保安全。

孕期看医生的时候要注意做好个人防护，特别是在传染病高发期去医院，记得戴口罩、人与人之间保持一定的安全距离，接触医院的物品和设施后及时洗手。

"

第三节
孕期玩手机，姿势很重要

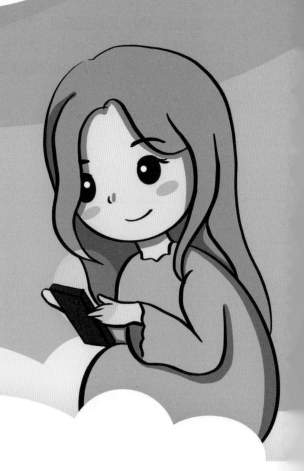

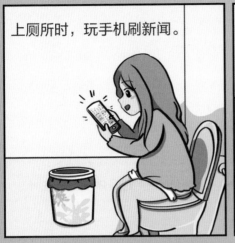

上厕所时，玩手机刷新闻。

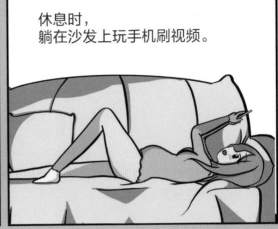

休息时，
躺在沙发上玩手机刷视频。

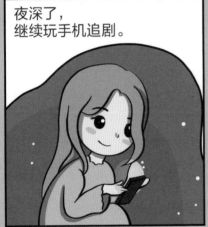

夜深了，
继续玩手机追剧。

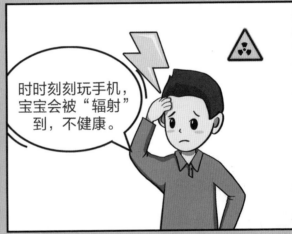

时时刻刻玩手机，
宝宝会被"辐射"
到，不健康。

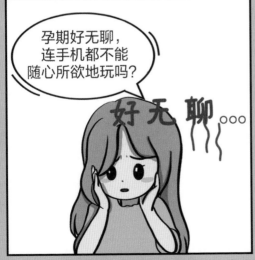

孕期好无聊，
连手机都不能
随心所欲地玩吗？

好无聊…

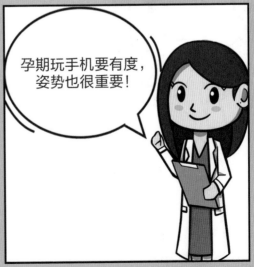

孕期玩手机要有度，
姿势也很重要！

李医生科普时间

1. 手机辐射是非电离辐射，不会破坏细胞、损坏DNA，对身体不会产生什么严重危害。

2. 孕期长时间玩手机，会导致作息紊乱，影响孕妇情绪，长时间维持一个姿势，容易产生疲劳和疼痛感，均不利于胎儿生长发育。

3. 孕妇玩手机，时间要短，隔30分钟左右需放下手机，活动一下。

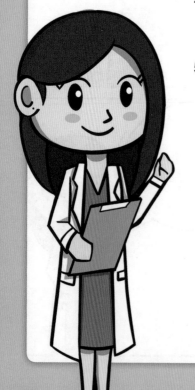

4. 孕妇玩手机，姿势要对，不要低头、躺着、趴着玩，手机屏幕与眼睛保持30cm以上的距离。

5. 孕妈妈也不能长时间依赖手机，家人陪伴，心情愉悦最重要。

第四节
孕期笑一笑，
烦恼全抛掉

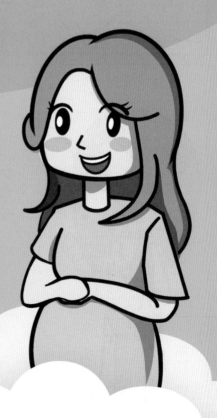

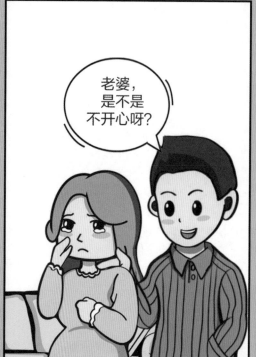

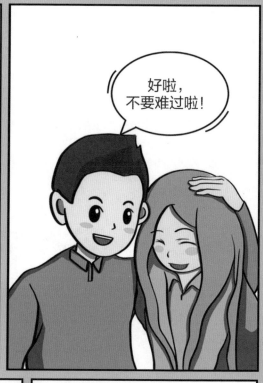

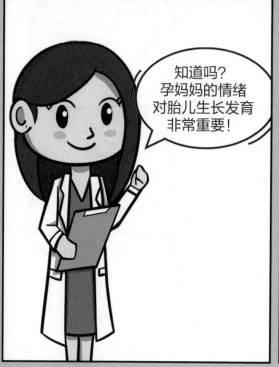

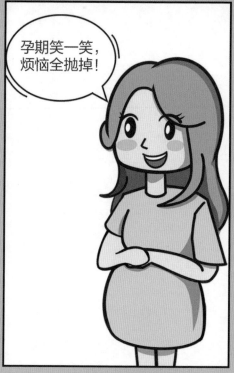

李医生科普时间

胎儿的分泌、代谢活动是通过胎盘，与孕妈妈连在一起的。

当孕妈妈快乐的时候，血液中对健康有利的化学物质会增加。当孕妈妈情绪低落、悲伤或者恐惧的时候，血液中对胎儿健康不利的化学物质会增加。

- 孕早期的幸福感
- 孕中期的充实感
- 孕晚期的责任感

惊慌、烦躁
忧郁、焦虑
紧张、害怕

孕期保持积极稳定的情绪，对孕妈妈自身健康和胎儿的生长发育是有益的。

孕期不良的情绪刺激可以导致

孕妈妈：身体免疫力下降，容易发生妊娠期并发症；影响分娩。
胎　儿：影响生长发育；成长过程中容易出现人格问题。

在漫长的孕育新生命过程中，孕妈妈难免会出现一些焦虑情绪，家人一定要多支持，必要时去心理门诊接受孕期心理咨询。

第五节 孕期要这样吃

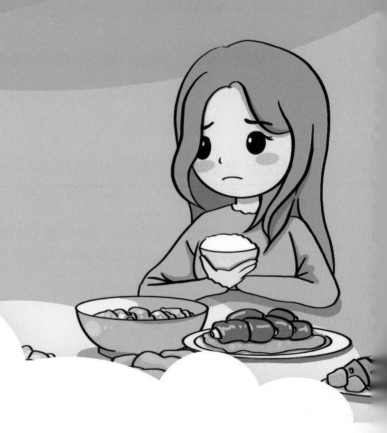

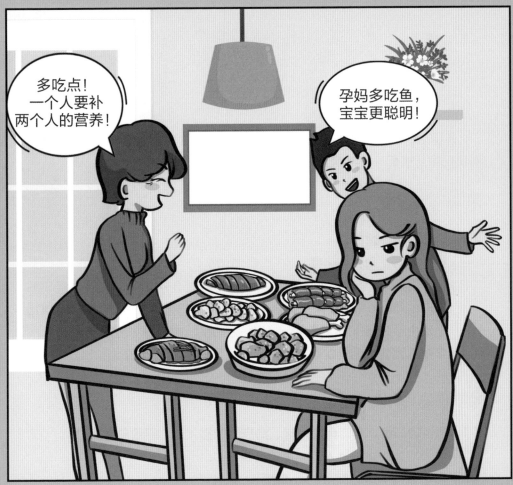

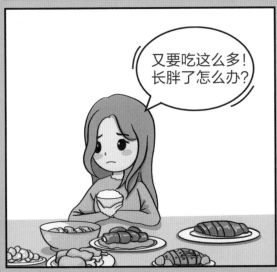

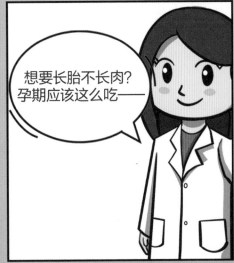

李医生科普时间

在孕期，双方父母都想让孕妈多补充营养，这点心情是可以理解的，但需讲究荤素搭配，科学饮食。

孕早期妇女：

（1）膳食清淡，适口。

（2）少食多餐，每天4~6餐。

（3）保证足够富含碳水化合物的食物。谷类350~450g，大豆制品50~100g，鱼、禽、瘦肉交替选用约150g，鸡蛋每天一个，蔬菜500g（其中绿叶菜300g），水果150~200g，牛奶或酸奶250ml。

（4）多摄入富含叶酸的食物并补充叶酸，每日量0.4~0.8mg。

孕中、末期妇女：

（1）适当增加鱼、禽、蛋、瘦肉、海产品的摄入量，每日总量250g。

（2）适当增加奶类的摄入量，每日至少250ml。

（3）常吃含铁丰富的食物，例如猪肝、猪血等。

（4）禁烟戒酒，少吃刺激性食物。

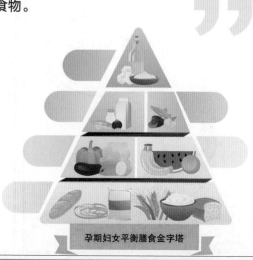

孕期妇女平衡膳食金字塔

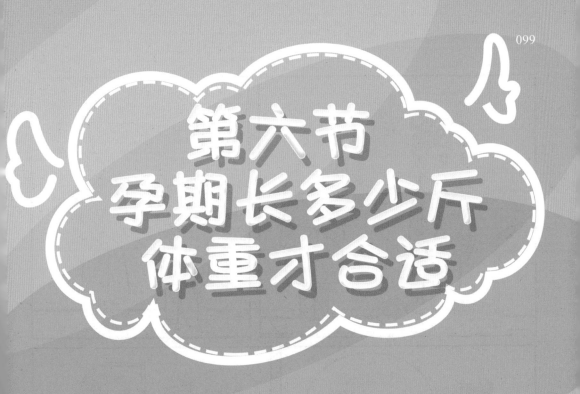

第六节
孕期长多少斤
体重才合适

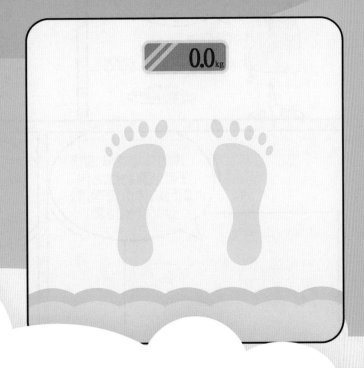

0.0kg

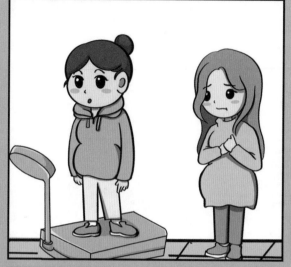

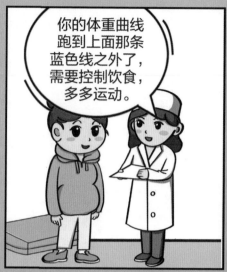

你的体重曲线跑到上面那条蓝色线之外了，需要控制饮食，多多运动。

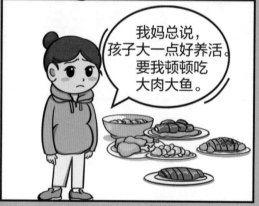

我妈总说，孩子大一点好养活。要我顿顿吃大肉大鱼。

62kg

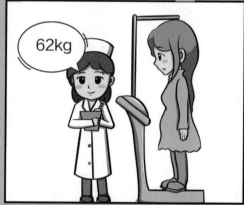

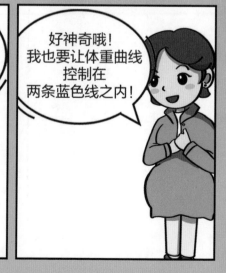

你的体重增长曲线在两条蓝色线之内，说明目前体重管理得好。要继续坚持哦！

好神奇哦！我也要让体重曲线控制在两条蓝色线之内！

BMI孕期体重管理曲线图

李医生科普时间

1. 孕前体重指数是孕期体重增长推荐的重要依据。一般在第一次产前检查时确定。

   孕前体重指数（BMI）=体重（kg）/身高（m）^{2}

   如，孕妈妈在怀孕前体重是50kg、身高1.6m，

   她的孕前体重指数=50/（1.6×1.6）=19.53。

2. 医生根据每位孕妈妈的孕前体重指数的不同，给出不同的体重增长建议。

孕前体重分类	BMI/(kg·m^{-2})	孕期总增重范围/kg	孕中晚期体重增长速度（平均增重范围千克/周）
低体重	<18.5	12.5~18	0.51(0.44~0.58)
正常体重	18.5~24.9	11.5~16	0.42(0.35~0.50)
超重	25.0~29.9	7~11.5	0.28(0.23~0.33)
肥胖	≥30	5~9	0.22(0.17~0.27)

参考来源：美国IOM 2009

3. 孕期保持合理的体重增长，对妈妈和宝宝的健康是至关重要的。

4. 孕妈妈体重增长过多，可以使巨大儿、难产、产伤、妊娠期糖尿病的风险增大。

5. 孕妈妈体重增长不足，容易导致胎儿生长发育受限、早产儿、低体重儿等。

6. 孕妈妈要重视体重管理，养成自我监测体重的习惯。

第七节
一起动起来

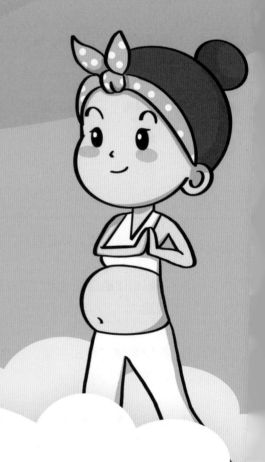

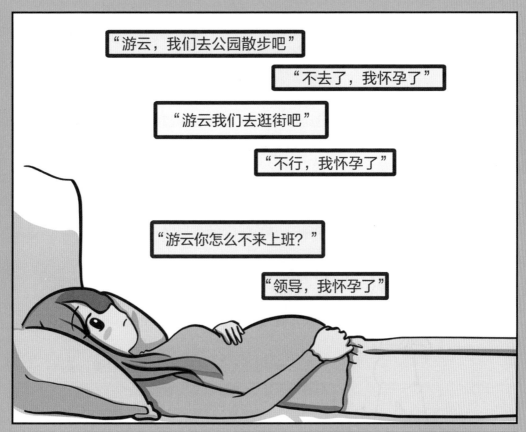

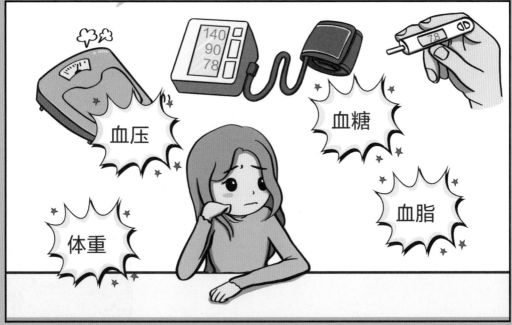

李医生科普时间

知道吗？孕期适量的运动对孕妈及宝宝的健康都是有好处的，除了少部分保胎患者，其余的孕妇都可以根据自己身体情况"动起来"。

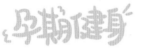

1. 孕期不管做什么事情，安全第一，以自己身体的舒适度、承受度为主要原则。

2. 比较适合孕妈的运动：慢走、快走、慢跑、健身操、瑜伽、轻柔的跳舞、在专业人员指导下进行相关器械运动、低强度的有氧运动。

3. 不适合孕妈的运动：打篮球、反复弯腰、潜水、跑跳、拳击、冲浪等剧烈运动。

4. 哪些孕妈不适合运动：有过先兆流产、早产、羊水过多或过少、前置胎盘历史，或者患有心脏病、高血压、贫血等严重的并发症的孕妈，最好不要运动或者谨遵医嘱。总之，如果孕前或孕期医生表示过不能运动，那就要遵医嘱，因为能否运动及运动强度和时间都是根据自己的实际情况来定的。

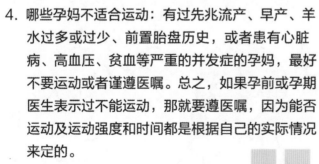

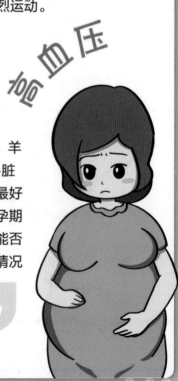

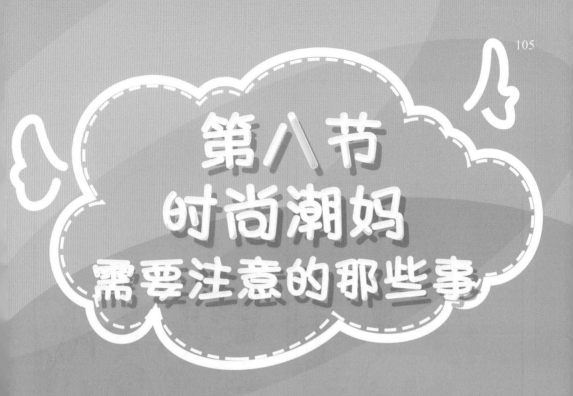

第八节
时尚潮妈
需要注意的那些事

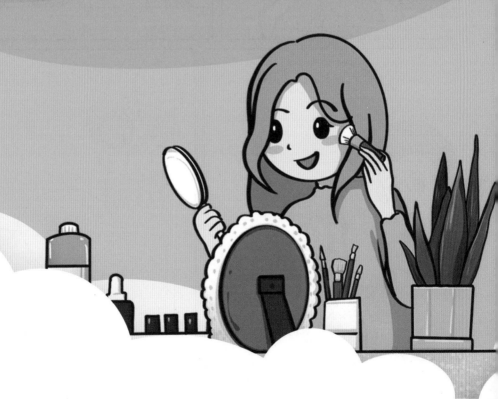

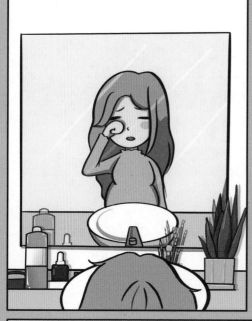

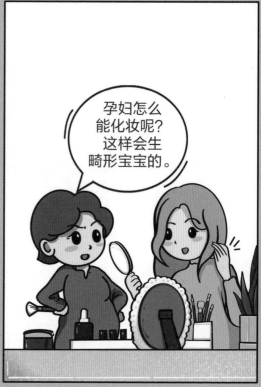

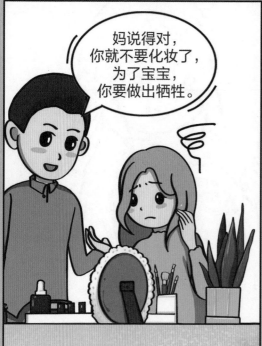

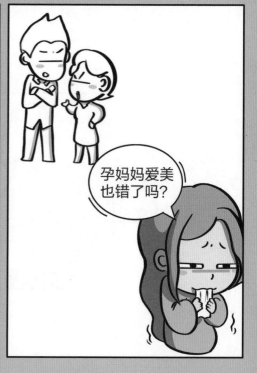

李医生科普时间

"

其实怀孕了是可以化妆的，孕妇也需要美美的。但孕妇化妆是有注意事项的。

1. 每天皮肤要清洁干净。

2. 化妆要用淡妆，不能浓妆艳抹。

3. 不能文身、绣唇。

4. 不用别人的化妆品，不用过期的化妆品。

5. 不用香水。

6. 尽可能不涂口红和唇彩。

7. 选择化妆品时，避免选择含激素的和含铜、汞、铅等重金属的，应该选择孕妇专用的、含天然原料的化妆品。

8. 不涂指甲油。

9. 很多美白、祛斑、祛痘产品都含有铅、汞等化学元素和激素，长期使用会影响胎儿发育，有发生畸胎的可能，故应避免使用。

10. 不使用染发剂。

"

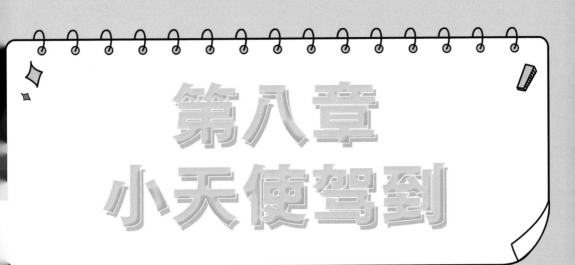

第八章
小天使驾到

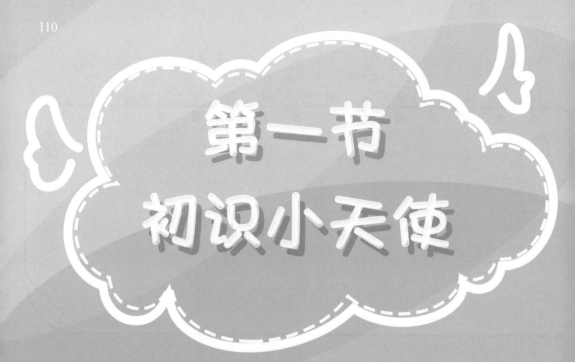

第一节
初识小天使

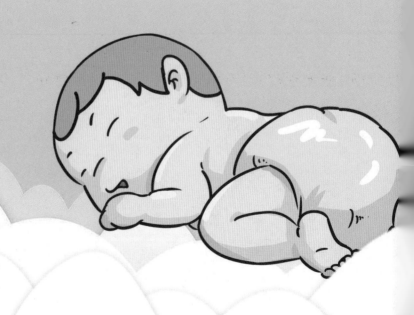

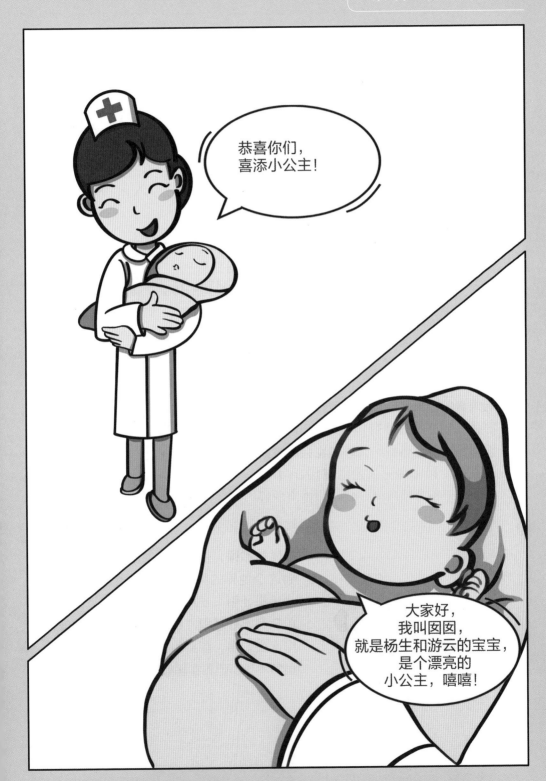

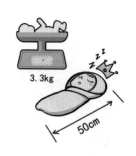

足月出生的我，3.3kg的标准体重，50cm的标准身长，是爸爸妈妈的小天使！现在的我还是个新生儿宝宝，小鼻子小眼睛，睡觉时间比清醒时间长，是个十足的"小睡神"哦！

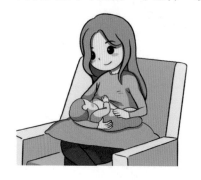

出生后半个小时，我就吸上了妈妈的母乳，虽然只有一点点，但足够香甜，还有妈妈的体温，真让人幸福感满满！不过我好容易饿啊，差不多每3个小时就要吃一次，辛苦妈妈啦！

妈妈真的很爱我，她说以前在她肚子里时我的胎心每分钟有140多次。现在她没事就喜欢看着我，无聊时也会数数我现在的心跳，每分钟竟也有120~140次，呼吸每分钟有40~45次，她真的好无聊啊！

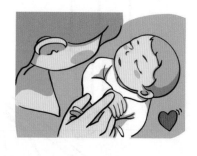

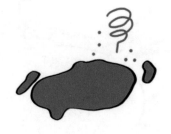

吃喝拉撒睡，拉和撒是很重要哒！我来到这个世界的第1天，就已经开始我的"排毒计划"！用2~3天的时间，把之前在妈妈肚子里"积攒"的便便，全部排出去。咦，都是墨绿色的糊糊粑粑，虽然不臭，但着实恶心！

承蒙爸妈不嫌弃，我的计划实施得异常顺利！现在我的粑粑变成了"黄金糊糊"，妈妈提醒爸爸每天都要数次数，看颜色，闻味道。

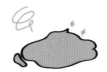

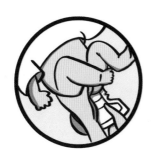

刚出生不久，还在保温台上，我就贡献了人生中第一滩尿尿，差点没尿在护士阿姨身上，体重也少了几两哦！现在妈妈的母乳也足了，每天我至少都要尿上6、7次，清亮微黄，无杂质！就是有点费尿不湿。

冬天出生的我，待人像火一样热情！时不时就会来几声"高音喇叭"！但我的体温调节中枢功能还不完善，皮下脂肪薄，容易散热，需要足够的衣物才能保持正常的体温（体表温度36.0~36.5℃，直肠温度36.5~37.5℃）；但是我的汗腺发育差，过多的衣物又会让我的体温升高。所以爸爸妈妈经常会摸摸我的颈背部和手心，确保我不会着凉，也不会热着！

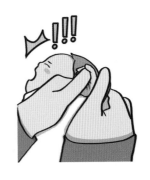

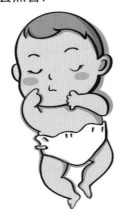

我爱我的小床，柔柔的，粉粉的，还有阳光的味道，我每天要睡16~20个小时，但是每次只能睡30分钟到3个小时左右。要等到6个月的时候，我的睡眠规律才会固定下来。

啊——，这不我又犯困了，下次再聊哦，拜拜啦！

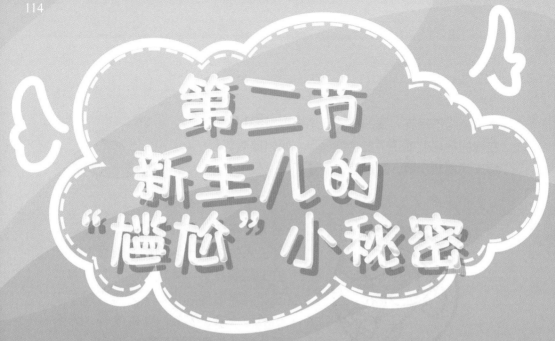

第二节
新生儿的
"尴尬"小秘密

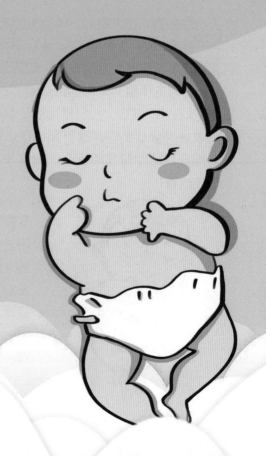

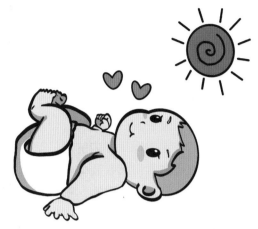

自我出生后，总体来说，我对我的新家庭还是很满意的，窗明几净，阳光和煦，家人温和，食物供应充足。但还是有些小"尴尬"缠着我。

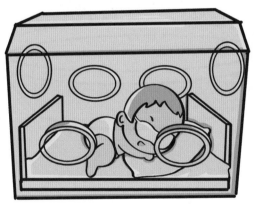

出生后的第3天因为黄疸指数超过正常范围，但状态好，我进行了日间光疗，用蓝光照射减退胆红素的集聚。光溜溜地躺在保温箱里，就眼睛和小屁屁配戴了防护罩，神似超人的造型！酷是酷，也有点难为情……

过了黄疸的高峰期（第4~5天）我的黄疸逐渐消退，但护士阿姨告诉妈妈，我的体重轻了。什么，我竟然瘦了？其实这是生理性的体重下降（下降不超过7%），只要按需喂养，出生后7~10天我还会恢复到出生时的体重。我还是原来的我，是最结实的宝宝！

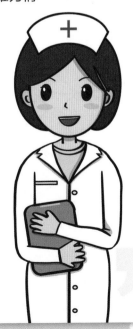

那天爸爸给我洗澡时，发现我胸前竟然有明显的"小豆豆"，还很夸张地用手跟妈妈比划"有蚕豆那么大呢！"，真是大惊小怪的。这是妈妈体内的雌、孕激素和催产素等激素存留在我体内导致的，2~3周后就会自行消退的，千万不要挤哦，以免感染。

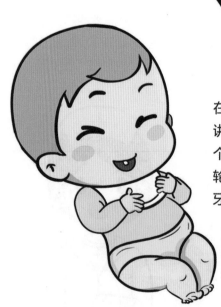

在医院照蓝光的时候，我听护士阿姨讲起，住在我隔壁的隔壁的隔壁的那个宝宝，竟然长了"小牙齿"，这回轮到我"惊掉下巴"了。这么小就长牙齿，是要吃遍天下美食吗？

李医生科普时间

新生儿古灵精怪，小秘密还多着呢！

新生儿红斑：出生后1～2天，在头部、躯干及四肢常出现大小不等的多形性斑丘疹，1～2天后自然消失。

新生儿粟粒疹：在宝宝的鼻尖、鼻翼、颜面部有小米粒大小黄白色皮疹，与皮脂腺堆积，称为"新生儿粟粒疹"，脱皮后自然消失。

假月经：部分女婴出生后5～7天，阴道流出少量血性分泌物，可持续1周。系因妊娠后期母亲雌激素进入胎儿体内，出生后突然中断所致。一般不必处理，注意保持外阴卫生即可。

"马牙"：新生儿上腭中线和齿龈部位，有黄白色、米粒大小的小颗粒，是由上皮细胞堆积或黏液腺分泌物积留形成，数周后可自行消退。

"螳螂嘴"：新生儿两侧颊部各有一隆起的脂肪垫，俗称"螳螂嘴"，有利于吸吮乳汁。属于正常现象，不可挑破，以免发生感染。

"诞生牙"：宝宝出生就有牙齿叫诞生牙。如果牙齿松动可能会引起窒息，需要拔除。如果没有松动，可以继续观察，视情况处理。

第三节

宝宝人生的第一次"安检"

——新生儿疾病筛查

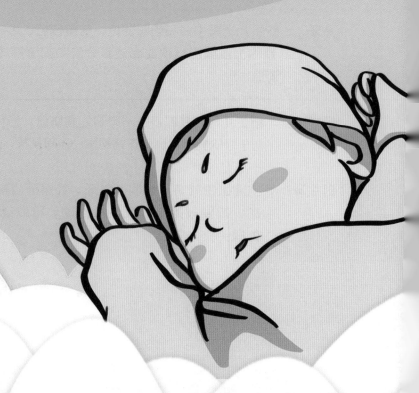

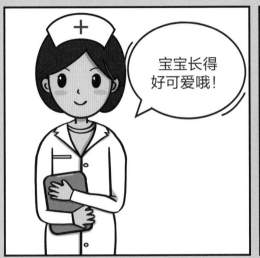

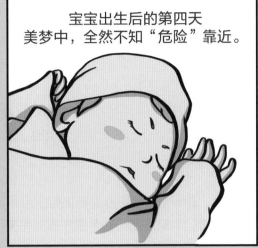

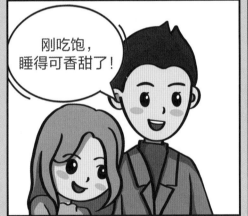

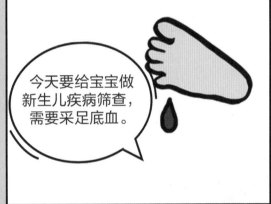

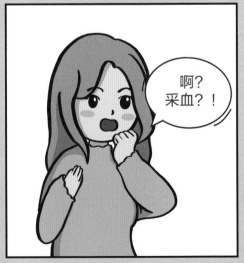

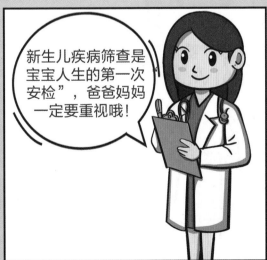

李医生科普时间

我们常说的新生儿疾病筛查，实际上主要指的是新生儿遗传代谢病筛查。目前部分地区有免费的新生儿疾病筛查服务，各地政策可能不同，详情请咨询当地的服务机构。

遗传代谢病筛查需要采集新生儿足底的血液，然后对血液中的成分进行分析，早期发现某些危害严重的先天性代谢性疾病及内分泌病。

目前主要筛查的遗传代谢性疾病有：先天性甲状腺功能减低症、苯丙酮尿症、葡萄糖-6-磷酸脱氢酶缺乏症、先天性肾上腺皮质增生症等。

新生儿疾病筛查的注意事项：

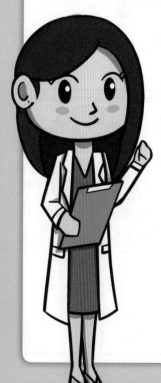

1. 疾病筛查的采血时间：出生48~72小时后，7天之内。

2. 筛查前需要充分哺乳，至少6~8次。

3. 对于各种特殊原因需延迟采血的新生儿，采血时间一般不超过出生后20天。

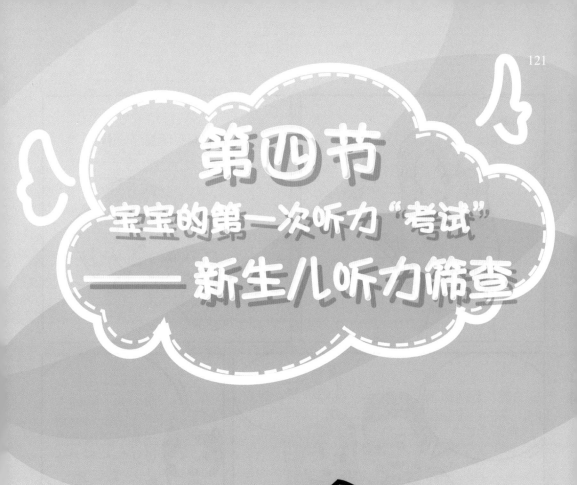

第四节
宝宝的第一次听力"考试"
——新生儿听力筛查

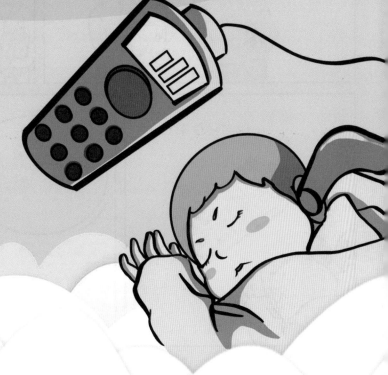

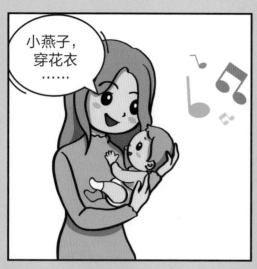

小燕子，穿花衣……

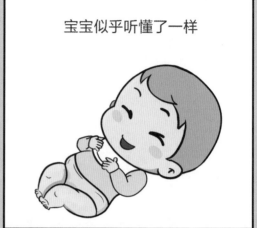

宝宝似乎听懂了一样

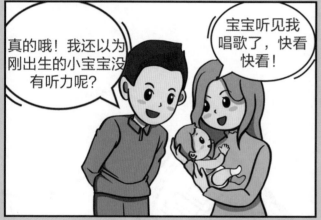

真的哦！我还以为刚出生的小宝宝没有听力呢？

宝宝听见我唱歌了，快看快看！

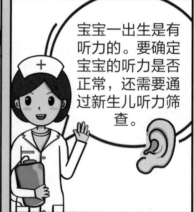

宝宝一出生是有听力的。要确定宝宝的听力是否正常，还需要通过新生儿听力筛查。

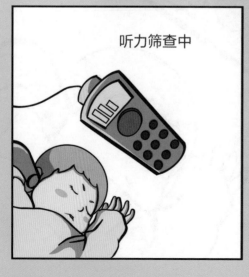

听力筛查中

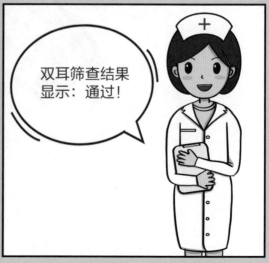

双耳筛查结果显示：通过！

李医生科普时间

耳聋是最常见的出生缺陷之一。听力筛查可以早期发现新生儿是否存在听力缺陷，从而确诊并进行医疗干预。

如果不通过听力筛查，家长往往要等到孩子2~3岁不能讲话时才能发现孩子的听力问题，这时候再干预，已经错过了孩子语言发育的最佳时机，导致"既聋又哑"的后果。

新生儿听力筛查是一种简单、快速、有效，且对新生儿没有任何伤害的检查方法。

新生儿听力筛查的注意事项:

听力筛查需要在宝宝安静或熟睡状态下进行。

听力筛查分为两种方法:

耳声发射、自动听性脑干反应。

耳声发射需要在宝宝耳朵里塞上探头。

自主听性脑干反应需要在宝宝耳朵里塞探头，同时在头上贴几个电极片。

听力筛查分为初筛和复筛。

初筛:出生后的48~72小时后，出院前完成。

复筛:初筛未通过或者未进行，需在42天左右复查。
　　　如果复查仍未通过，建议6月龄再进一步做听力学及医学评估。

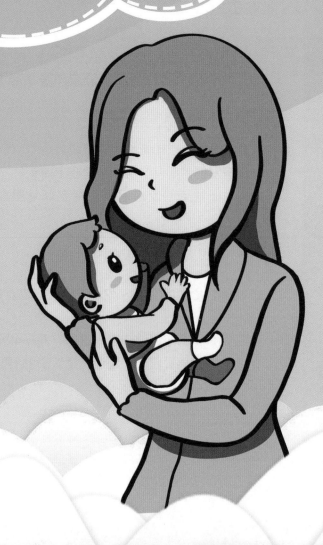

第五节
宝宝看见
妈妈笑了

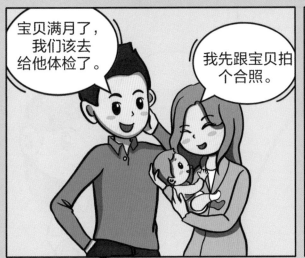

宝贝满月了，我们该去给他体检了。

我先跟宝贝拍个合照。

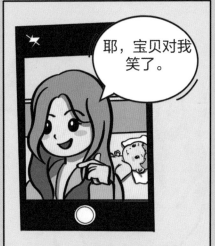

耶，宝贝对我笑了。

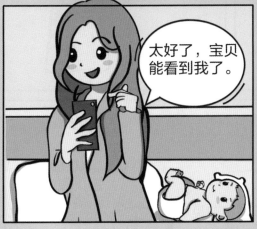

太好了，宝贝能看到我了。

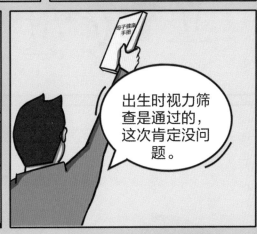

出生时视力筛查是通过的，这次肯定没问题。

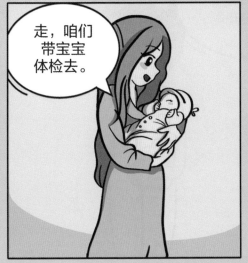

走，咱们带宝宝体检去。

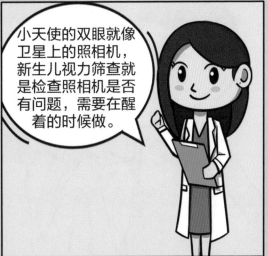

小天使的双眼就像卫星上的照相机，新生儿视力筛查就是检查照相机是否有问题，需要在醒着的时候做。

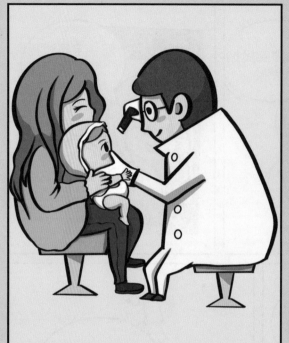

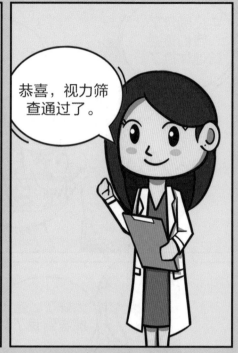

恭喜，视力筛查通过了。

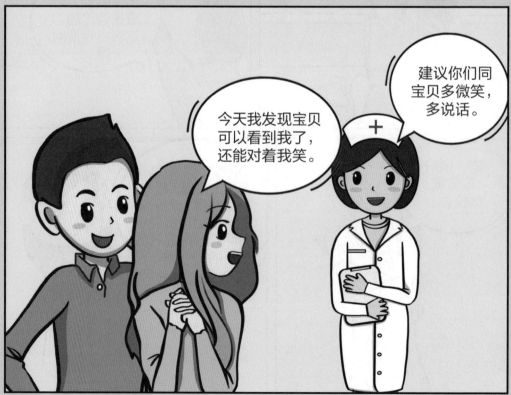

今天我发现宝贝可以看到我了，还能对着我笑。

建议你们同宝贝多微笑，多说话。

李医生科普时间

新生儿是视力发育的敏感时期。

宝贝出生后的前三个月，最先解锁地技能是"看"。犹如戴着黑白眼镜，在20~30cm范围内，看到妈妈的脸，也能找准乳头。

新生儿的视力受到干扰光的刺激，都有可能会影响孩子的视力发育。

视力筛查也能排除某些先天性的视力疾病，或先天性发育不良疾病，如先天性青光眼、早产儿视网膜病变或新生儿泪囊炎等，在婴幼儿时期及时的发现，处理得当，避免造成遗憾。

第六节
宝宝快乐长大，不要忘了保健

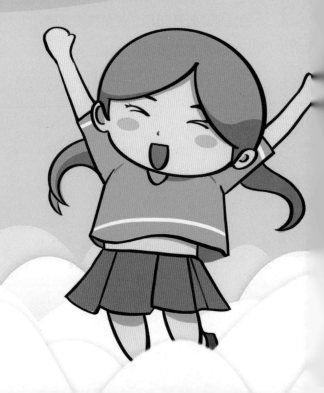

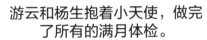

游云和杨生抱着小天使，做完了所有的满月体检。

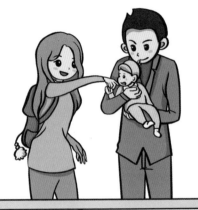

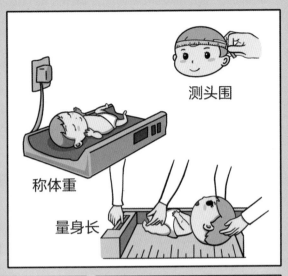

测头围

称体重

量身长

医生叮嘱以后要定期来医院，给宝宝做常规的健康检查。

啊？还来啊？

想要宝宝健康成长，健康检查很重要哦！

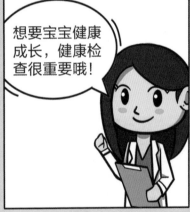

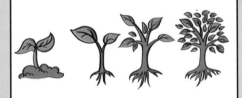

一棵小树苗想长成参天大树：小树苗在成长中，有时候长高了，有时候树干变粗了，有时候树枝变多了……需要有人浇水、剪枝。

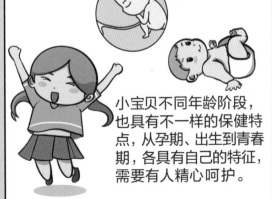

小宝贝不同年龄阶段，也具有不一样的保健特点，从孕期、出生到青春期，各具有自己的特征，需要有人精心呵护。

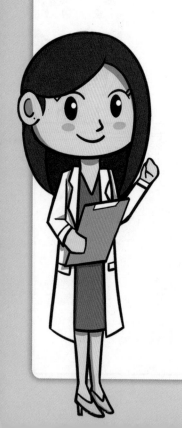

李医生科普时间

　　宝宝出生后，家长一定要按照儿童保健医生的建议，定期带宝宝到医院接受常规的健康检查。

　　满月、3月龄、6月龄、8月龄、1岁、1岁半、2岁和3岁。

家长要掌握宝宝发育特点

《发育儿歌谣》
一哭二笑会抬头，三月伊呀四哈哈，
五月取物辨人声，还可扶站发单音，
六月独坐识陌生，七月翻身懂己名，
八月会爬识物体，九月试站懂再见，
十月独站能模仿，十二独走叫物名，
随访耳鼻视听力，还有口腔莫忘记，
疫苗接种防疾病，快乐长大要保健。

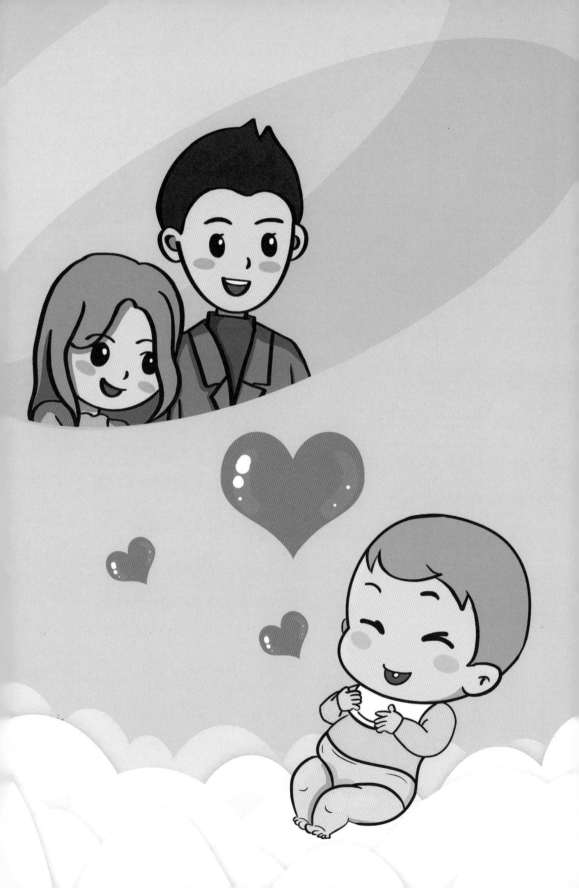